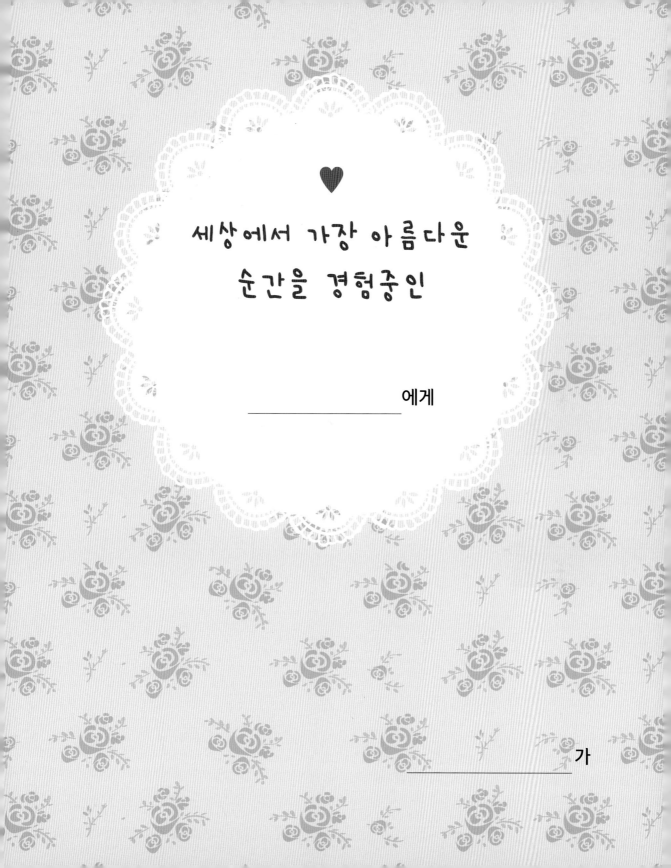

♥

세상에서 가장 아름다운
순간을 경험중인

_____ 에게

_____ 가

엄·마·가·행·복·하·면·아·이·도·행·복·하·다

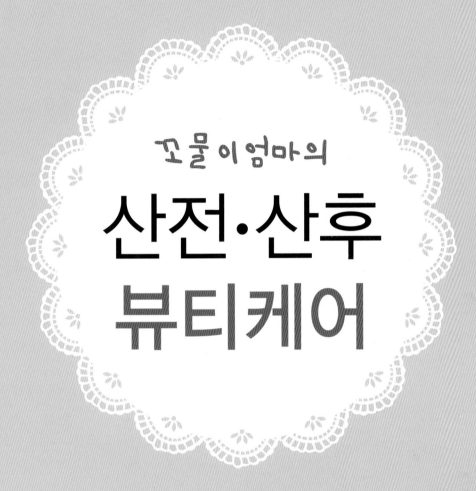

꼬물이엄마의

산전·산후
뷰티케어

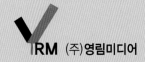

YRM (주)영림미디어

꼬물이엄마의 산전·산후 뷰티케어

첫째판 1쇄 인쇄 2014. 9. 11
첫째판 1쇄 발행 2014. 9. 18

감　　수 이경주(산부인과 전문의)
저　　자 김샤샤, 박영남, 양희정
발 행 인 이혜미
기　　획 전지영
편　　집 최서예
일러스트 손상훈
촬　　영 이정환
모　　델 조수민, 박민선, 김은성, 전세종

발행처 ㈜영림미디어
주소 (121-894) 서울 마포구 서교동 375-32 무해빌딩 2F
전화 (02)6395-0045 / 팩스 (02)6395-0046
등록 제2012-000356호(2012.11.1)

이 도서의 국립중앙도서관 출판예정도서목록(CIP)은 서지정보유통지
원시스템 홈페이지(http://seoji.nl.go.kr)와 국가자료공동목록시스템
(http://www.nl.go.kr/kolisnet)에서 이용하실 수 있습니다. (CIP제어번
호 : CIP2014024730)

*파본은 교환하여 드립니다.
*검인은 저자와의 합의하에 생략합니다.

ISBN 979-11-85834-04-7
정가 13,800원

꼬물이엄마의
산전 · 산후 뷰티케어

이경주(산부인과 전문의) 감수

김샤샤, 박영남, 양희정 저자

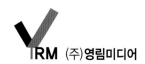
RM (주)영림미디어

머리말

감수
이경주

그 동안 참 많은 산모들을 만났다. 대부분은 순탄하지만 간혹 마음이 많이 쓰여 손이 많이 가는 산모도 있었다. 그러나, 중요한 것은 산전관리를 위해 병원을 방문하는 산모들이 자신을 소중히 여기고 가꾸는 경우에는 별탈 없이 분만까지 이어졌고 분만시의 통증에 대한 반응이 달랐으며 차분했고 아이의 울음 소리도 부드러웠다. 또한 예상 외의 일이 생겨도 편안히 대처를 할 수 있었다. 이것이 무슨 의미일까? 나의 결론은 타고난 생김이 예쁜 것이 중요한 것이 아니라 평상시 예쁘게 하려고 하고 다니던 산모는 다르다는 것이다. 그래서 산모들한테 자세는 바르고 예쁘게 걷고, 예쁘게 말하고 또한 예쁘게 화장해도 된다고 얘기했다. 이러한 것들이 태교가 아닐까? 자신을 아낀다는 것은 이기주의는 아니다. 자신을 편하게 하는 것이 주위를 평안하고 안정되게 하는 것이다. 지난 2013년 방송된 EBS의 다큐프라임 '퍼펙트 베이비'에서는 임산부에게서 엄마의 감정에 대한 태아의 반응을 보았다. (이 부분은 그 동안의 자료들을 바탕으로 저자가 제작진과 더불어 실험을 하였다.) 그 결과 엄마와 태아가 감정을 공유한다는 말이 사실이라는 점을 밝혀 냈다. 엄마의 감정, 즉 엄마가 자신을 소중히 여기는 마음은 아이에게도 전해진다. 이것이 사랑이다. 임신 중 산모 자신에 대한 투자는 즐거운 태아와의 소통이다. 끝으로, 나는 각 분야의 전문가들과 예쁜 엄마를 만들기 위해 즐거운 집필을 했고, 이 책의 의학적 지식은 자료들을 찾아 진실되게 서술하였다. 나의 작은 소망은 여성들이 이 책을 읽고 따라 하면서 예쁜 산모가 되고 예쁜 엄마가 되는 것이다.

저자
김샤샤

원래 귀엽다거나 아담하다는 것과는 상관없는 몸매이기는 했지만 임신을 하자마자 어찌나 무섭게 몸이 불어나는지 하마가 친구 삼자고 따라와도 도망치지 못할 지경이 되었다. 만나는 사람마다 똑같은 대본을 받은 연기자처럼 화들짝 놀라며 물었다. "어머, 쌍둥이세요?", "어머, 출산 날이 다가오나 봐요." 화장품 회사에서 교육부 강사로 일하며 회사의 꽃이었던 나의 충격은 요즘 아이들 말로 멘붕이었다. 여성의 아름다움에 대한 권리와 당당함을 가르쳐야 할 내가 임신이라는 이유로 볼품 없는 꽃이 되어가고 있었던 것이다.

은근히 퇴사를 종용하는 주위의 따가운 시선보다 나를 더 겁나게 했던 것은 자존감의 상실이었다. 임신이라는 축복을 제대로 감사하며, 나와 아이가 누려야 할 온전한 행복을 위해 용기를 내야 했다. 임신 4개월부터 산모 뷰티 관리를 받고, 가슴과 배, 엉덩이를 E사의 스트래칭 마크크림으로 매일같이 마사지했다. 그리고 1주일에 한 번씩은 목욕탕에서 마사지도 받았다. 그렇게 열심히 피부관리를 한 덕분에 출산 후에도 튼살 하나 없이 젊은 사람 부럽지 않은 탄력 있고 매끈한 피부를 유지하고 있다. 나는 사람들에게 출산 때문에 내 몸이 달라지고 내 삶이 없어질까 두려워하지 말라고 말한다. 자신에게 맞는 방법으로 관리를 하면 지금보다 아름다운 몸매와 삶을 유지할 수 있기 때문이다. 아니 아이와 함께 하므로 더욱 아름답고 행복한 삶이 될 것이기 때문이다.

저자
박영남

나는 1남7녀 중 6째 딸이다. 그러다보니 출산 후 미역국도 못 얻어먹었다는 엄마의 넋두리를 들을 때마다 마음이 아프다. 불과 10여 년 전 내가 출산할 때만 해도 임산부 마사지, 출산 후 몸매관리 등의 단어는 그리 보편적이지 않았다. 하지만, 출산 연령이 높아지고, 자녀 수가 줄어듦에 따라 자연히 임산부는 이제 자신의 몸을 가장 소중히 돌봐야 하는 시대로 바뀌었다.

남편의 정성어린 보호를 받으며 스파로 들어서는 임산부들은 들어올 때는 무거운 몸과 출산에 대한 두려움 때문인지 어둡고 무뚝뚝한 표정이지만, 나갈 때는 한결 편안하게 웃고 남편과 다정한 모습으로 바뀐다. 이런 현상을 발견할 때면 임산부의 컨디션이 임산부 자신뿐 아니라, 아이와 가정에 얼마나 중요한지 새삼 실감하게 된다. 꼭 전문 스파를 방문하지 않고도 집에서 스스로 또는 남편과 함께하는 다양한 임산부 마사지와 뷰티케어비법은 태어날 아이와 가족에게 행복을 주는 필수 상식이 되고 있다. 그 상식을 갖추고 싶은 초보 엄마 아빠에게 이 책을 권한다.

마지막으로, 임산부 마사지와 뷰티케어법을 집필하는데 무한한 도움을 주신 스파 클래식의 김민서 매니저, 성수경 테라피스트에게 고마움을 전한다.

저자
양희정

나는 뷰티&웰니스 테라피스트다. 뷰티전문가다움, 직장여성다움, 엄마다움, 아내다움 등 나의 포지셔닝에 맞는 다움을 중요하게 생각한다. 출산 후 어느 날, 거울 속에 비친 나의 모습을 보았다. 거칠고 푸석푸석한 얼굴과 듬성듬성하고 휑한 두피로 아름답지도 전문가답지도 않은 모습이 나를 초라하게 만들었다. 그렇게 시작한 두피탈모에 대한 관심은 학업으로 연결되었고, 두피관리사 및 상담사의 직업을 갖고자 하는 많은 이들에게 직업적 능력을 개발하는데 도움을 주는 일을 하게 되었다.

탈모로 고민하는 사람은 "탈모네요"라는 말만 들어도 눈시울이 촉촉해지고, 탈모라는 말에 고개를 숙이는 학생들을 보면 나는 참으로 가슴이 아프다. 탈모가 유전이지만 긍정적인 생각과 식생활습관으로의 노력을 기울인다면 탈모가 오는 시기를 늦출 수 있다. 재미있는 경험은 샴푸만 정확하게 해도 얼굴의 안색이 좋아지고, 두피마사지를 받으면 출산 후 육아의 피곤함이 풀린다는 것이다. 출산 후 탈모 고민만 하지 말고 매일매일 일상 생활 속에서 집에서도 쉽게 따라할 수 있는 방법을 통해 자신감 있고 행복한 엄마가 되길 바란다.

목차

PART 01

임산부 마사지 &
뷰티케어로 아름다움을 지키자

PART 02

출산 후 슬림라인
스트레칭으로 날씬해져보자

PART 03

출산 후 두피관리로
풍성한 모발을 지키자

부록

베이비 마사지,
제대로 알고 따라하자

임산부 마사지
& 뷰티케어로
아름다움을 지키자

부부가 공유하는 행복한 임신

부은 다리, 뭉친 배, 종아리 근육통, 신체변화 및 출산에 대한 불안감, 불면 등 임산부는 심신이 다 힘들다. 임신 중 마사지는 이런 많은 불편함을 상당 부분 해결해준다. 임산부 마사지는 임산부를 위한 행복한 힐링 타임인 것이다. 남자가 평생 안주 삼는 레퍼토리가 군대 이야기인 것처럼 남자가 아내에게 평생 들어야 할 '고마움' 혹은 '서운함'에 대한 이야기는 임신 중 남편의 배려에 관한 것이다.

임산부가 '우리 아이인데 왜 나만 힘들지?'라는 생각이 든다면 이미 남편의 배려는 낙제 점수라는 뜻이다. 지금부터라도 두 팔 걷어붙이고 임산부 마사지법을 배워보자. 여자가 행복해야 온 집안이 행복한 법이다. 아내가 행복해야 남편이 행복하고 엄마가 행복해야 아이도 행복하다. 아내도 엄마도 모두 여자라는 것을 잊지 말자.

엄마와 아이는 공감한다

엄마와 아이가 같은 감정을 가질 수 있다는 연구는 동양과 서양에서 모두 행해졌다. 지난 해 우리나라 EBS에서도 유사한 실험을 한 적이 있다. 엄마의 몸에서 일어나는 호르몬의 변화가 태아에게 고스란히 전해진다는 것이다. 그러므로 엄마가 느끼는 부드럽고 편안한 피부 자극은 아이의 공간을 아늑하게 만들어 최고의 감성과 지성을 갖게 하는 좋은 양분이 될 것이다. 임산부 마사지는 임산부를 위한 것만이 아니라 엄마 아빠의 마음을 손으로 전달하는 아가를 향한 사랑의 메시지다. 마사지를 통해 변화하는 임산부의 좋은 기분은 태아에게 그대로 전달된다.

From 박영남

임신 스트레스
유쾌한 마사지로 날리자

CHAPTER

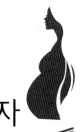

01 임신 중 달라지는 몸매를 예쁘게 지키자

임신 중 생기는 몸의 변화를 두려워하지 말자. 당연히 일어나는 변화이므로 자연스럽게 받아들이고, 나에게 알맞은 셀프케어를 찾아보자.

임신 초기

산모의 몸에 호르몬 변화가 오고 아기의 형성이 진행되는 때이다.
따라서 몸이 약간은 피곤하기도 하고 가벼운 두통과 구토 등의 소화장애가 있을 수 있다. 이 증상은 아기가 자신의 존재를 알리고 아기와 엄마가 서로 맞춰가는 소통의 표현이라 여기면 하루하루가 더 행복해질 수 있다.

임신 중기

아기의 성장 그리고 태반의 기능과 균형이 이루어지는 시기이다. 산모는 몸무게가 증가하고 몸의 변화가 뚜렷해진다. 그러므로 어깨, 허리, 다리의 통증이 있을 수 있고 기미, 여드름, 살터짐, 가려움 등의 피부변화도 생기게 된다.

임신 후기

곧 아기가 나온다는 기대와 건강하게 출산을 할 수 있을까 하는 산모의 두려움이 커지는 시기이다. 이런 증상들은 다양한 요법을 통해서 증상을 완화시킬 수 있으므로 불안해 할 필요가 없다.

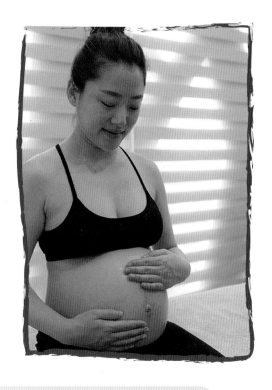

이런 경우, 의사의 도움을 받자

임신 초기는 매우 불안정한 시기다. 복부와 허리 부위의 자극을 최대한 피하는 게 좋다.

1. 고혈압, 발열, 화농성 질환, 염증성 질환, 혈관성 질환 및 궤양이 있을 때

2. 삐거나 멍들었을 때

3. 부종이 있을 때

4. 하복부에 통증이 있을 때

5. 자궁 출혈이나 질 가려움증이 심할 때

6. 소변이 너무 자주 마렵거나, 소변에 출혈이 있을 때

7. 질에서 맑은 물이 나올 때

8. 태동을 느끼지 못할 때

제대로 알면 행복해지는 임산부 마사지 Q & A

Q. 임신 초기에 하는 임산부 마사지는 위험할 수 있다?

A. 임산부 마사지는 일종의 외부자극이므로 임신 초기에는 강한 압력을 주지 않는 게 좋다. 임산부가 편안하게 느낄 정도의 어루만지듯 하는 마사지가 마음의 안정을 준다.

Q. 임신 중에는 발과 손 마사지는 좋지 않다?

A. 동양의학에서 손과 발에는 인체의 축소판이라 불리는 장기의 반사구가 있다고 한다. 신장에 자극을 줄 수 있는 반사구나 생식기 쪽, 자궁 수축에 관련된 반사구를 자극하지 않는다면 오히려 나머지 장기의 활성화를 가져올 수 있어 좋다. 다만, 전문성이 요구되는 부분이므로 전문가의 도움을 받도록 하자.

Q. 출산일이 임박하면 마사지를 받으면 안 된다?

A. 잘못된 상식이다. 배가 만삭이 되면 혼자서 하는 것이 무리이므로 타인의 도움이 필요할 뿐이다. 특히 출산 일이 가까웠을 때 전문가의 도움을 받아 마사지를 받는다면 출산 시 진통에도 긍정적인 효과를 볼 수 있다.

Q. 몸에서 땀을 내면 좋다?

A. 그렇지 않다. 임산부의 체온은 임신을 하지 않은 사람과 같다. 다만 아이가 있는 복부가 살짝 차다고 느낄 수는 있다. 양수 때문에 상대적으로 배가 차갑게 느껴지므로, 배를 애써 따뜻하게 할 필요는 없다. 태아를 위해 자궁내의 쾌적한 환경을 만들어주기 위한 엄마의 배려로써 정상적인 임신의 증상이다. 임신 중에는 전반적으로 혈액량이 증가하기 때문에 땀을 내는 것보다 보전하는 것이 좋고, 정상적인 활동을 할 수 있을 정도의 체온을 유지하는 것이 바람직하다. 그러므로 마사지를 사우나 하는 것처럼 땀을 내면서 하는 것은 피하자.
만약 더운 느낌에 계속 땀이 난다면 체온을 재보고 담당 의사와 상의하자.

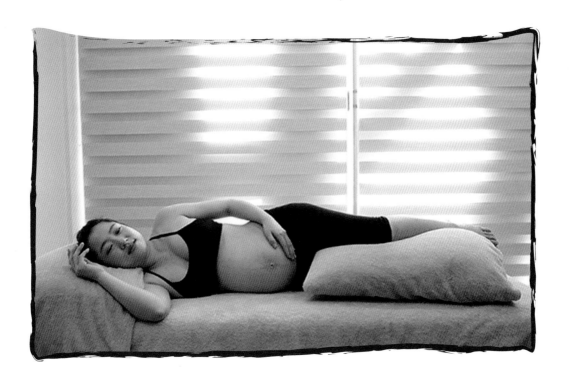

임신 중 너무 강한 자극은 피해야 하는 신체 부위

동양의학에서는 발이나 손에서 자궁에 해당하거나 체액의 유동을 증가시키는 부분은 강하게
자극하지 않기를 권한다. 일반적으로 비전문가가 하는 마사지는 강하게 지압하는 것보다 부드
럽게 어루만지듯 하는 것이 좋다.

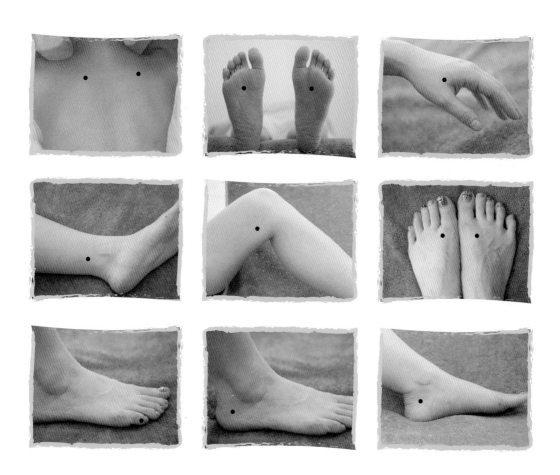

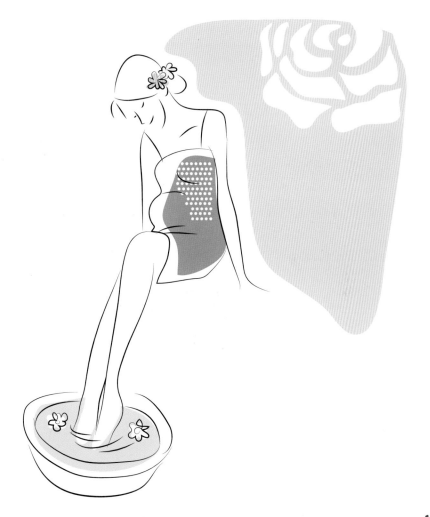

03 즐거운 마사지로 행복한 임산부가 되자

1) 붓는 다리와 근육통에 좋은 족욕

산전 산후 모두 다리가 붓거나, 소화가 잘 안 되고, 근육통이 있을 경우에 도움이 된다.

▶ 준비물: 대야, 수건, 아로마오일, 마사지크림, 마사지용 돌, 미온수
　　　　　 * 53p 아로마테라피 참조

▶ 적용시간: 1회 15분 / 주 3회

▶ 적용순서

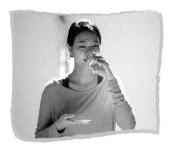
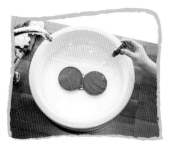
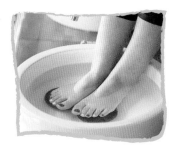

1. 미온수를 마신다.
몸이 조이지 않는 편한 면소재의 옷을 입고, 미온수를 마신다. 족욕하면서 혹은 마친 후 따뜻한 미온수를 마시는 것이 좋다.

2. 마사지용 돌을 데워 준비한 대야에 아로마오일과 함께 넣는다.
복숭아뼈가 잠길 정도 높이의 대야를 준비한다. 40℃ 정도의 물을 채운다. 내 몸에 필요한 아로마를 2~3방울 물에 떨어뜨린다. 물이 식지 않도록 마사지용 돌을 전자레인지에 1분 30초간 데워 준다.

3. 돌 위에 발을 올려놓는다.
발끝으로 물의 온도를 체크하면서 발을 돌 위에 올려놓는다. 발가락을 가위바위보 스트레칭을 해주면 발을 자극하여 순환에 도움을 준다.

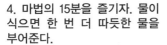
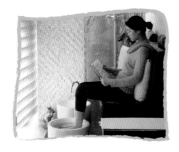
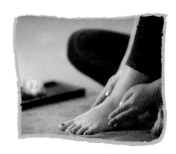

4. 마법의 15분을 즐기자. 물이 식으면 한 번 더 따듯한 물을 부어준다.

1회 15분의 족욕은 인체 온도를 1도 상승시켜 면역력을 증가시키는 것으로 알려져 있다.
중간에 물이 식으면 따뜻한 물을 한 번 더 부어준다.

5. 상체의 혈액순환을 위해 어깨 번치를 전자레인지에 데워 함께 사용하는 것도 좋다.

6. 발을 누르듯 잘 닦고 보습크림을 꼼꼼히 바른다.

수건으로 발을 감싸듯 눌러서 닦고, 발가락 사이사이 물기를 깨끗이 제거한다. 너무 미끈거리지 않는 보습크림을 발가락 사이와 전체에 골고루 펴 바른다.

tip

발 끝에 고인 혈액을 심장으로 펌핑해주는

효과의 족욕이므로 종아리 전체를 담그는 것보다

발목 아래까지만 발을 담그는 것이 가장 효과적입니다.

2) 임신 중 예쁜 발, 편안한 발 관리하기

임신 중에는 체중 증가로 인해 신체의 무게 중심이 변하게 된다. 발은 우리의 몸을 전체적으로 지지하고 있어 체중의 영향을 많이 받는다. 아래 그림은 개월 수에 따라 달리 반응하는 발의 부위이다. 임신 개월 수에 따라 해당 부위(좌 · 우 · 아래 모두)를 집중적으로 부드럽게 발 마사지를 해보자. 이는 임산부의 몸을 한결 편안하게 만들어 줄 것이다.

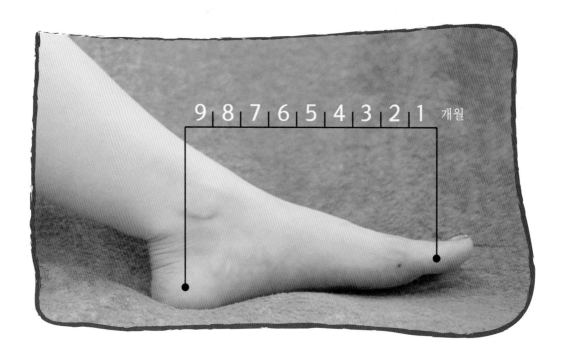

알아두면 도움되는 발바닥 혈점

아래는 발바닥의 장기 반사 혈점이다. 해당부분을 6초 이상 부드럽게 자극하면 그 부위의 순환이 촉진된다. 단 강한 자극은 금물!

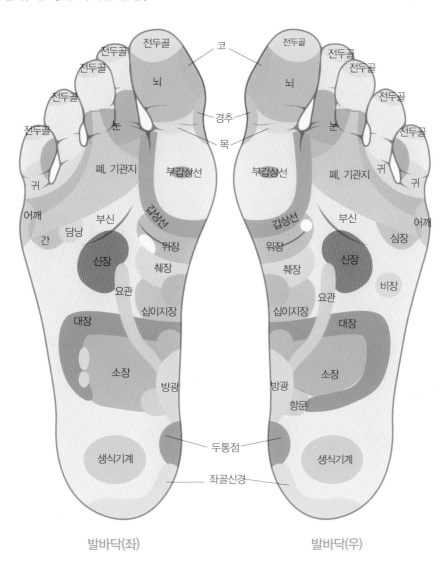

발바닥(좌)   발바닥(우)

발뒤꿈치가 거칠어질 때는 이렇게 하세요.

족욕 15분 → 버퍼를 사용(각질 많은 부분) → 발스크럽 제품 바르기 → 보습팩 또는 발 보습크림을 바르고 랩핑하여 따뜻한 이불 속에 넣기 → 랩을 벗겨내고 남은 크림을 전체적으로 펴 바른다.

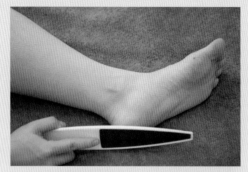

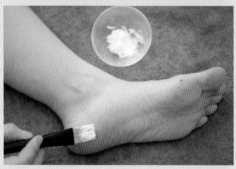

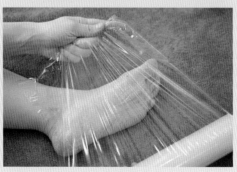

NO

주의할 것!

우리 피부의 각질은 일종의 보호작용입니다. 따라서 발 각질을 일시에 많이 벗겨내는 기구나 제품은 오히려 더 많은 각질을 만들어내므로 좋지 않아요!

3) 입덧을 줄여주는 혈자리

- 1단계: 홍초, 오렌지와 같이 신맛이 나는 음식으로 입맛을 돋운다.
- 2단계: 손바닥과 발바닥의 비장과 위장의 기능을 조절하는 혈점을 엄지 또는 볼펜과 같은 뾰족한 도구로 6초 이상 지긋이 지압한다.

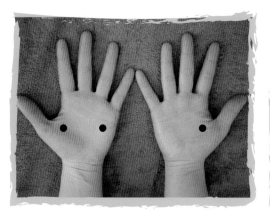 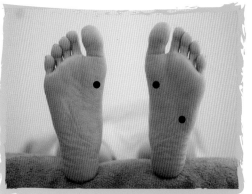

- 3단계: 손목에서 엄지넓이 두 개 위 중앙의 들어간 부분을 엄지로 6초간 6회 지압한다. 입덧을 줄여주는 혈자리로 시중에 판매하는 입덧방지용 팔찌가 이 혈을 자극하는 원리이다.

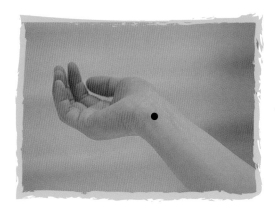

알아두면 도움되는 손바닥 혈점

손바닥 장기 반사혈점을 표시한 그림이다. 해당부분을 6초 이상 여러 번 지압하면 해당 장기가 자극되어 순환에 도움이 된다.

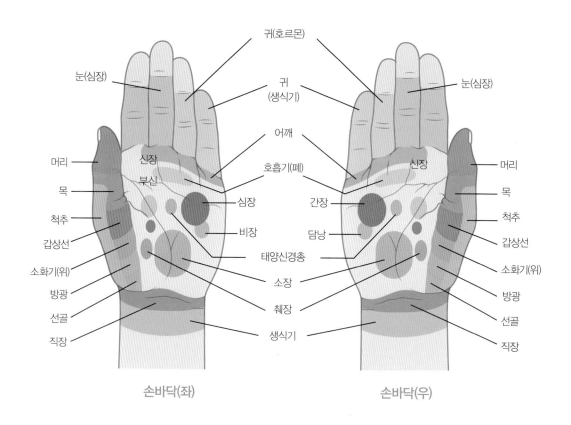

손바닥(좌)　　　　　손바닥(우)

24

4) 소화력을 높이는 손&발 셀프 마사지

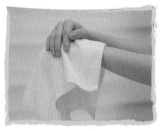

1. 따뜻한 물에 손을 깨끗이 닦는다. 양손을 꼭꼭 주물러 준다.

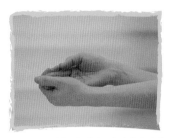

2. 핸드크림을 손가락 사이사이까지 바른다.

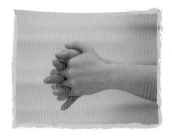

3. 깍지를 끼고 마디를 자극한다.

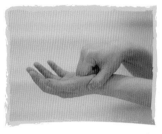

4. 검지를 이용하여 왼손 위장 반사구를 지압한다. 6초간 6회 반복한다.

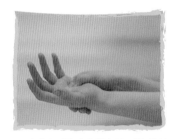

5. 엄지를 이용하여 왼손의 비장 반사구를 지압한다. 6초간 6회 반복한다.

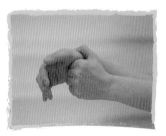

6. 반대편 검지를 이용하여 오른손 위장 반사구를 지압한다. 6초간 6회 반복한다.

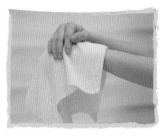

7. 남아있는 핸드크림을 살짝 닦으면서 다시 양손을 꼭꼭 눌러준다.

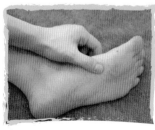

8. 양 엄지를 이용하여 왼발의 위장 반사구를 6초간 6회 지압한다.

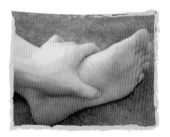

9. 양 엄지를 이용하여 오른발의 위장 반사구, 왼발의 비장 반사구를 지압한다. 6초간 6회 반복한다.

5) 임신 중 피부트러블 이렇게 관리해보자

임신 중에는 호르몬의 변화로 피부 트러블이 생기기 쉽다. 피지가 갑자기 증가되거나 여드름이 악화되고, 피부 또한 멜라닌 색소가 증가되어 기미 등의 색소 침착이 일어날 수 있다. 피부가 가려운 임신성 소양증도 나타난다.

임산부는 이런 피부의 문제를 빨리 해결하고 싶지만 태아에게 어떤 영향을 줄지 몰라 조심스럽다. 다음 5가지 임산부 화장품 선별의 기준을 참고하여 나에게 맞는 피부 관리를 하자.

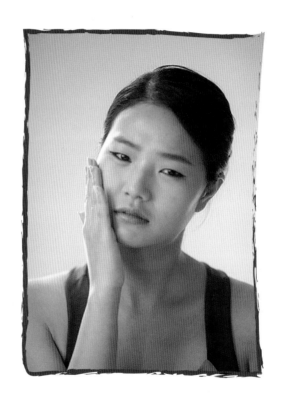

사용하고 있는 화장품을 모두 체크해보자

내가 사용하고 있는 화장품에 혹시라도 임신 중 피해야 할 성분이 포함되어 있는지 꼼꼼하게 확인해 보아야 한다. 아이에게 영향을 줄 수 있는 화장품 성분은 과감하게 버리고 새로 장만하자.

임신 중 피해야 할 화장품 성분

Retin-A, Accutane, Retinoid, Vitamin A

임신 중 가장 피해야 할 성분이다. 특히, 여드름 치료제에 많이 쓰이는 아큐테인, 레틴A, 비타민A는 주름개선제로 많이 사용되므로 주의하자.

Isotretinoin, Etretinate(에트레티네이)

비타민A 관련 성분

All Hydroxy Acids

시트릭산(Citric acid), 살리실산(Salicylic acid), Lactic acid, Glycolic acid등 모든 하이드록시 산 종류는 각질제거제 특히 여드름 제품에 많이 들어 있다.(cf Hyaluronic Acid는 임산부 피부 보습에 쓴다.)

Dihydroxyacetone(DHA)

태닝용 바디 제품에 주로 많이 포함되어 있다.

Hydroquinone, Kojic Acid

화이트닝 제품에 주로 들어있는 성분이다.

Benzoyl Peroxide, Sulfur

여드름 치료제로 많이 쓰인다.

Parabens and chemical sunscreens

파라벤류, 화학적 썬차단제 파라벤은 유방암의 발병과도 연관이 있다고 알려져 있다. 파라벤의 대용

으로 널리 쓰이는 페녹시에탄올은 선천성 기형을 일으켜 유럽에서 큰 문제가 되었던 글라이콜에테르의 일종으로 면역 및 생식 독성이 있다.

기타 주의성분

Salicylates(살리실산염), Phathalates(or DBP-Dibutyl phthalate) 보통 네일 팔리쉬나 향수에 있다. Cream Hair removers 제모크림류, Hydocortisone(스테로이드성 여드름 치료연고), Lead 납성분, 1.4 Dioxane 석유추출물, Hair Dye(염색약)

임신 중 모든 레이저 치료는 STOP!

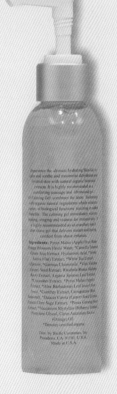

27

대다수 여드름 치료성분은 임산부에게 좋지 않다

임신 중에는 호르몬의 영향으로 여드름이 악화된다. 하지만 대다수 여드름 치료제와 여드름용 화장품 성분이 임산부에게는 좋지 않으므로 다른 방법을 찾아야 한다.

피지와 여드름을 줄이고 블랙헤드를 제거하려면 이틀에 한번 각질제거를 해야 한다. 다양한 각질제거제가 있지만 스크럽이나 밀어내는 고마쥐 타입의 스크럽은 피부를 더 자극하므로 피하자. 효소 성분은 각질을 부드럽게 탈락시키므로 젤 타입의 효소 각질제거제가 자극이 적고 가장 적합하다. 효소는 40도의 온도와 높은 습도에서 잘 활성화되므로 샤워할 때 얼굴에 각질제거제를 바르고 10분 후 헹구어 내는 것이 좋다. 만약 마사지용 돌이 집에 있다면 아래와 같이 응용해보자.

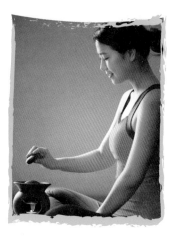
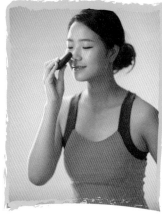

1. 적당량을 덜어 마사지하듯 근육결 방향으로 바른다.

2. 전자레인지에 1분 정도 데운 돌을 식지 않도록 스톤워머에 담아둔다.

3. 얼굴에 따뜻하게 데워진 스톤으로 부드럽게 마사지한다. 특히 피지가 많은 부위와 블랙헤드가 있는 부위에 집중적으로 마사지한다.

4. 티슈로 살짝 찍어낸 후 물로 여러 번 헹구어낸다.

화이트헤드와 씨앗이 있는 여드름은 피부과 혹은 피부관리실을 주기적으로 방문하여 치료하는 것을 권한다. 단, 초기 단계의 여드름에 연고나 약물 처방을 받는 것은 장기적인 피부관리를 위해선 바람직하지 않다.

더 많은 임산부 화장품 정보를 원하신다면 blog. naver.com/go_spa

NAVER ▼ 박영남의 임산부 마사지 뷰티케어

적절한 피부 온도와 보습 유지가 핵심이다

임산부는 몸의 부피가 늘어나고, 호르몬의 변동이 심해서 피부가 쉽게 건조해지고 예민해진다. 이를 예방하기 위한 첫 단계는 피부의 온도와 보습을 알맞게 맞추는 것이다. 여름철 에어컨, 겨울철 히터바람이 피부에 직접 닿는 것을 자제하고, 건조한 실내의 습도를 빨래와 가습기로 조절하자. 가장 민감한 얼굴 피부를 위해서는 미스트를 항상 휴대하면서 뿌린다. 건조한 피부의 경우 미스트만 뿌리는 것 보다는 미스트 후 크림을 살짝 덧바르고 두드리면 훨씬 좋다.

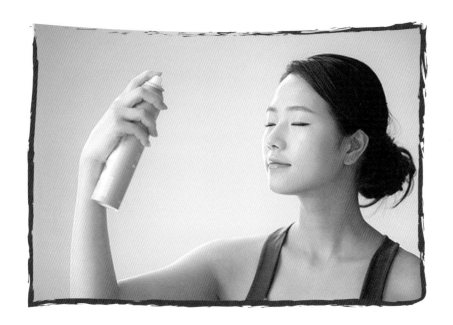

Q. 천연 화장품이 임신 중에는 더 좋은가요?

A. 직접 제조하는 천연 화장품은 오히려 전성분이 명확치 않고, 검증기관의 심의를 거치지 않고 유통되므로 유통기한 또한 불명확한 경우가 많습니다.
따라서 무턱대고 천연 화장품을 선호하기보다는 전성분이 검증된 화장품 중 잘 선별해서 쓰는것이 가장 좋습니다.

알아두면 도움되는 얼굴 근육도

클렌징 마사지, 화장품을 바를 때 근육결 방향대로 따라하자.

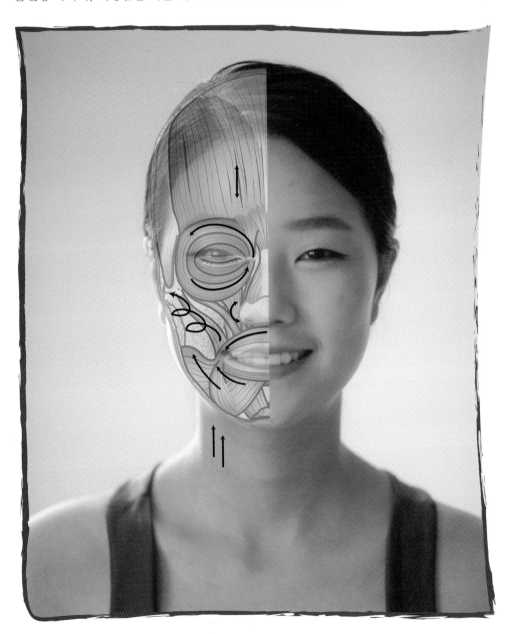

피부케어의 시작은 클렌징 습관부터

건조하고, 예민하고, 여드름이 악화되는 경우에는 클렌징 습관만 바꾸어도 많이 좋아진다. 거품이 있는 폼 타입 클렌저는 거품의 주성분인 계면활성제가 얼굴을 더 건조하게 한다. 또한 뽀드득 닦아내는 세안 습관은 얼굴을 지속적으로 예민해지게 한다. 즉, '거품 있는 폼 타입의 뽀드득 세안 습관'은 2차 문제인 여드름, 기미를 더 악화시킨다. 보다 건강한 피부를 원한다면 다음 두 가지의 클렌징을 권한다.

〈중·건성 피부나 민감한 피부의 경우〉

물에도 잘 닦이는 밀크 타입(묽은 로션 타입)의 클렌저를 사용하는 것이 가장 좋다.

총 소요 시간은 1분을 넘지 않도록 빠른 동작으로 마사지하듯 도포한 후, 미지근한 물로 헹구어 낸다. 잔여 유분감은 자연스런 피부 보호역할을 하므로 절대 찝찝해하지 말자. 유분감을 없애기 위해 다시 한 번 거품 세안을 하는 것은 피부에는 최악의 방법임을 잊지 말자.

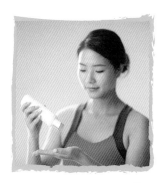

1. 밀크 타입의 클렌저를 100원 동전 크기만큼 덜어낸다.

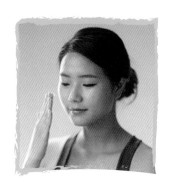

2. 얼굴, 목, 턱에 고르게 펴 바른다.

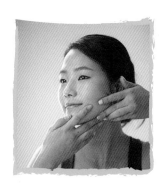

3. 왼쪽 아래턱을 오른손 2, 3지로 끼고 중앙에서 바깥으로 밀어낸다. 왼손 2, 3지로 오른손을 바로 따라간다. 3회 반복 후 오른쪽 아래턱을 동일하게 마사지한다.

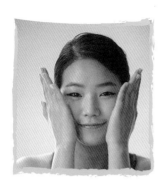

4. 볼 전체를 손바닥으로 밀착하여 바깥으로 부드럽게 러빙 한다. 절대 광대에 힘을 가하지 말자.

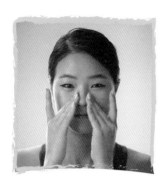

5. 콧망울은 2, 3지로 왼쪽 오른쪽을 돌린다. 콧망울과 볼이 접하는 부분의 화장품 잔여물이 잘 닦이도록 섬세히 마사지한다. 콧등은 2, 3지로 위로 쓰다듬는다.

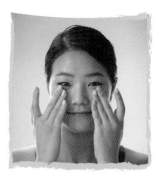

6. 눈 주변은 양손 2, 3지로 둥글게 안쪽에서 바깥으로 돌리면서 3회 마사지 한다.

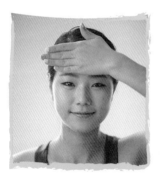

7. 이마는 양손바닥을 번갈아 교차하며 위로 올려준다.

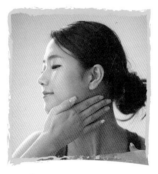

8. 목은 아래에서 위로 양손바닥을 밀착하여 번갈아 올리면서 꼼꼼히 마사지한다.

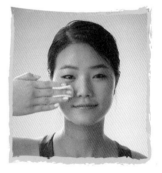

9. 티슈로 누르듯 자극 없이 닦아낸다.

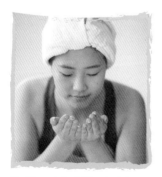

10. 물로 여러 번 헹구어 낸다. 최대한 광대 부분이 자극되지 않도록 얼굴에 손이 닿지 않는 세안이 좋다.

〈지성 피부의 경우〉

미세거품이 나는 폼 타입의 클렌저를 사용하는 것이 좋다. 비누와 같은 풍성한 거품을 내는 세안제는 거의 계면활성제 양이 많다고 보면 된다. 이 계면활성제는 피부의 적이다. 지성 피부라 밀크 타입의 유분감이 싫다면 뽀글거리는 거품이 아닌 피부 자극을 최소화한 미세 거품을 가지는 폼 타입을 사용하자.

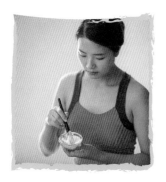 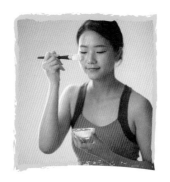 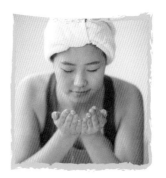

1. 폼 타입 세안제를 소량만 짜낸 후, 유리볼과 팩붓으로 충분히 거품을 발생시킨다. (거품이 잘 발생하는 제품의 경우, 손으로 문질러 거품을 충분히 발생시킨다.)

2. 얼굴에 바른 후, 마사지하듯 근육결 방향으로 문지른다. 총 소요 시간은 1분을 넘지 않도록 빠른 동작으로 한다.

3. 물로 여러 번 헹구어 낸다. 최대한 광대 부분이 자극되지 않도록 얼굴에 손이 닿지 않는 세안이 좋다.

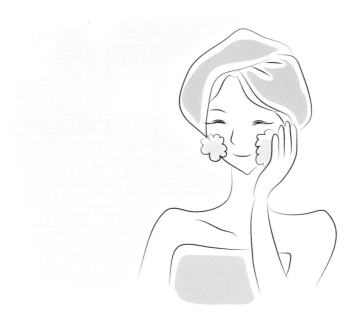

붉어진 피부 진정 빠를수록 좋다

붉어진 피부는 48시간 이내에 진정시키지 않으면 색소침착으로 이어질 확률이 높다. 또한, 붉게 예민해진 피부에 스크럽, 화이트닝 제품 등 다양한 기능성 제품을 바로 사용하면 오히려 독이 된다. 그러므로 진정 케어 제품을 이용해 예민한 피부를 먼저 진정시킨 후, 여드름, 미백, 노화, 재생 등의 다른 기능성 케어를 적용해야 한다. 붉어진 피부 진정에는 알로에 성분의 젤 타입 화장품이 가장 안전하고 보편적이다.

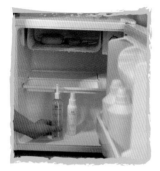 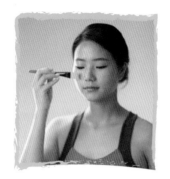 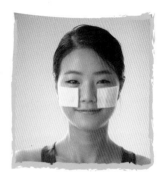

1. 보다 빠른 피부 진정을 위해 진정용 미스트와 진정 젤을 냉장고에 보관해둔다.

2. 세안 후 스킨토너를 바른 상태에서, 진정 젤을 팩붓에 발라 붉어진 부위에 충분히 바른다.

3. 화장솜에 미스트를 충분히 뿌려서 진정 젤을 바른 부위에 올린다. 10분 정도 소요 후 솜을 제거하고, 남은 양은 두드려 흡수시킨다.

임신성 기미에는 재생용 비비크림을 바르자

'임신성 기미' 라 불릴 정도로 임신기간에는 기미가 짙어지는 경우가 많다. 피부만 생각하면 자외선 차단제는 이중 삼중으로 덧바르는 것이 맞지만, 화학적 차단 성분이 체내에 흡수되어 좋지 않은 영향을 미칠 수 있다는 연구 결과가 있다. 맑은 피부도 놓치기 싫고 자외선 차단제 사용도 꺼림칙하다면 차단용이 아닌 재생용 비비크림을 바르고, 색소 우려 부위에만 살짝 파우더를 덧바르는 듯이 바르는 것이 좋다. 물론 재생용 비비크림의 성분도 꼼꼼히 따져 본 후 구입하자.

6) 지울 수 없는 흔적. 튼살은 예방이 우선이다

튼살은 쉽게 말해 갑작스럽게 살이 찌거나 임신을 했을 때 피부하층(진피)이 버티지 못하고 갈라지면서 생기는 흉터라고 할 수 있다. 평소 피부의 수분과 영양공급이 충분하고 순환이 잘 된다면 어느 정도 예방의 효과가 있다. 잠들기 전 샤워 후 5분 마사지로 튼살을 예방하자.

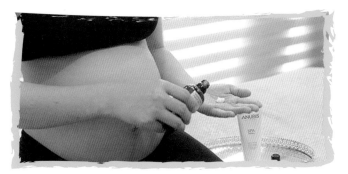

1. 조조바오일과 튼살예방크림을 섞어 손바닥에서 잘 비벼준다.

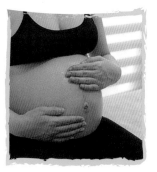

2. 배꼽부터 시계방향으로 넓게 원을 그리면서 크림을 바른다.

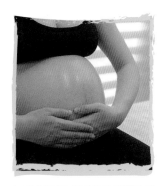

3. 밑에서부터 위로 쓸어 올리듯 마사지한다.

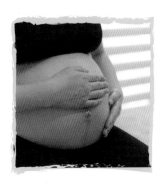

4. 다시 한 번 시계방향으로 원을 그려준다.

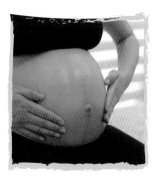

5. 서혜부 방향으로 가볍게 쓸어준다.

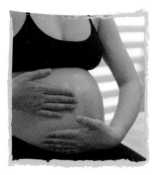

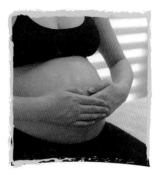

6. 밑에서부터 다시 한 번 위쪽으로 쓸어 올린다.

7. 시계방향으로 넓게 원을 그리다가 배꼽에서 잠시 정지한 후, 잔여물을 마른 수건이나 티슈로 가볍게 닦아낸다.

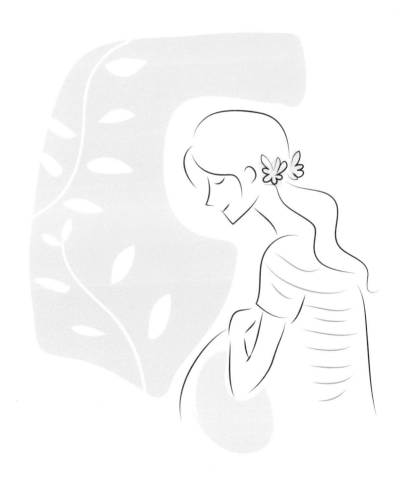

7) 푸석푸석 부은 듯한 몸 관리로 셀룰라이트까지 잡자

붓듯이 살찐다는 말이 있는데 이는 병적인 부종이 아니라면 붓기 자체가 오랜 시간 방치되면서 지방과 결합하여 셀룰라이트를 형성한다는 것을 뜻한다. 부종을 줄이고, 노폐물 배출에 도움을 주는 셀프 림프마사지법으로 부종을 해결하자.

tip

림프는 피부하층(진피층)의 순환계이므로, 강한 압은 오히려 순환을 방해한다. 500원 동전을 피부에 얹은 압 정도로 부드럽게 림프 마사지를 하자.

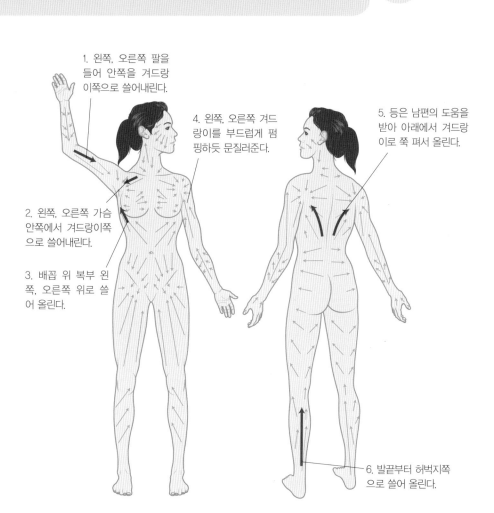

1. 왼쪽, 오른쪽 팔을 들어 안쪽을 겨드랑이쪽으로 쓸어내린다.

4. 왼쪽, 오른쪽 겨드랑이를 부드럽게 펌핑하듯 문질러준다.

2. 왼쪽, 오른쪽 가슴 안쪽에서 겨드랑이쪽으로 쓸어내린다.

3. 배꼽 위 복부 왼쪽, 오른쪽 위로 쓸어 올린다.

5. 등은 남편의 도움을 받아 아래에서 겨드랑이로 쭉 펴서 올린다.

6. 발끝부터 허벅지쪽으로 쓸어 올린다.

8) 임신 중 코막힘 약물치료 안돼요

임신 중 코가 막힐 때 약물치료를 받을 수 없어 답답한 경우가 많다. 그럴 땐 그림에 표시된 혈점을 6초 동안 6회씩 지긋이 눌러준다. 양손으로 양 얼굴의 같은 부분을 함께 지압한다.

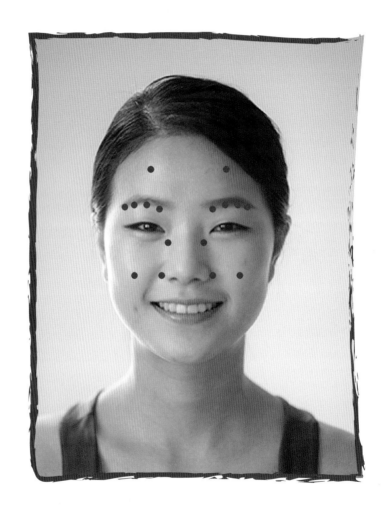

9) 산모의 순산을 돕는 마사지

출산의 고통은 겪어보지 않은 사람은 모른다. 남편은 고통스러워하는 아내를 지켜보며 그저
안타까워 할 뿐이다. 그럴 때 산모의 순산을 돕는 마사지로 확실한 사랑을 보여주자.
이 마사지법은 **반드시 진통이 시작된 후 적용해야 한다.**

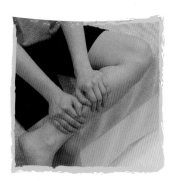

1. 종아리를 부드럽게 주물러 준다.

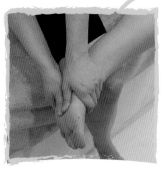

2. 발바닥을 부드럽게 주물러준다. 신장부분에 해당하는 혈을 강하게 6초간 6회
누른다. 이는 몸의 배출 기능을 자극한다.

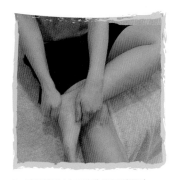

3. 뒤꿈치를 부드럽게 주물러준다.

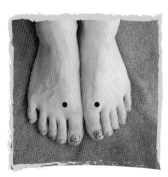

4. 무릎을 세워 발등 쪽 1, 2발가락
사이를 강하게 누른다. 자연 분만을
돕는 혈이다. 6초간 6회 반복한다.

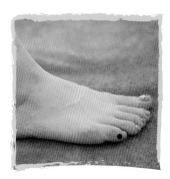

5. 새끼발가락 끝 발톱 옆 부분을 지
압한다. 6초간 6회 반복한다.

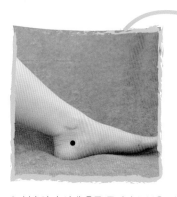 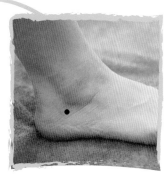 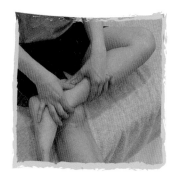

6. 복숭아뼈 아래 움푹 들어간 부분을 안팎으로 강하게 지압한다. 자궁의 수축을 돕는 혈이다. 6초간 6회 반복한다.

7. 다시 무릎을 눕히고, 엄지로 발목 위 엄지넓이로 3개정도 윗부분(삼음교)를 지긋이 6초간 6회 지압한다.

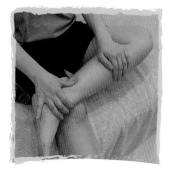 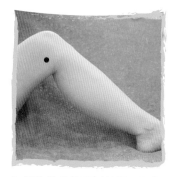 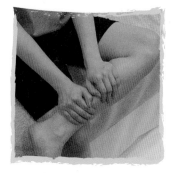

8. 부드럽게 삼음교를 엄지로 만져준다.

9. 무릎 위 쏙들어간 부분을 6초간 6회 지긋이 누른다.

10. 종아리를 다시 부드럽게 주물러준다. 반대편도 시행한다.

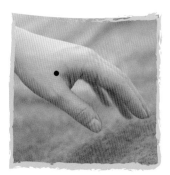

7. 자궁수축을 돕는 손의 표시된 혈을 지긋이 6초간 6회 지압한다.

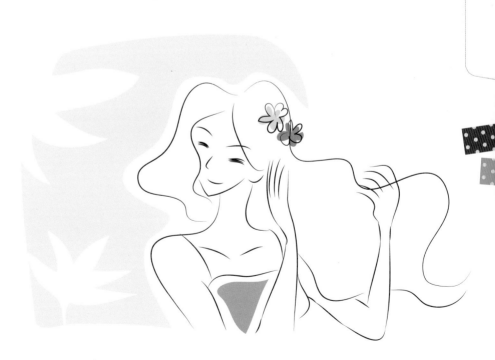

02
CHAPTER
남편이 선물하는
사랑가득 마사지

알아두면 도움되는 마사지 주의법

---

1. 식사 전후 1시간 내에는 마사지를 피한다.

2. 임신 중에는 소변이 자주 마려우므로 마사지 전 반드시 화장실 이용을 권하고, 마사지 도중 임산부가 소변이 마렵다고 하면 즉시 마사지를 중단하고 화장실로 안내한다.

3. 특별히 고안된 임산부 마사지의 쿠션 및 베개를 이용하여 마사지법이 언급된 정면 · 측면 자세를 잘 참조하여 준비한다.

4. 임신부터 출산 후까지 임산부의 몸은 호르몬의 변화가 아주 많다. 이와 더불어 출산에 대한 두려움, 산후 육아의 부담감 등으로 쉽게 우울함에 빠지기도 하므로 임산부의 감정을 잘 살피는것이 중요하다. 아로마향, 편안한 컬러, 릴렉스한 음악 그리고 부드러운 터치의 교감, 오감에 대한 맞춤형 배려는 우울함 극복에 큰 도움이 된다.

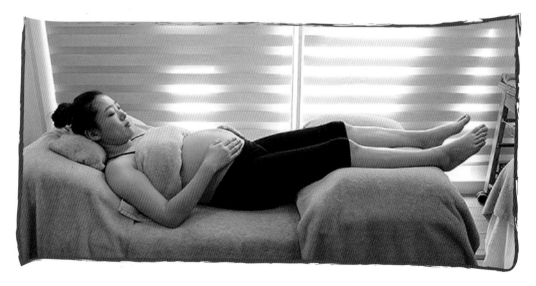

01 여보, 다리가 붓고 너무 아파요

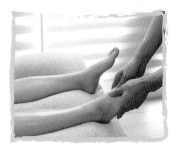

임신 중에는 늘어난 체중의 압박으로 혈액순환이 나빠져 다리가 붓고 종아리 통증이 심해지고 정맥류가 올 수 있다. 때로는 손목, 손가락 신경에 가볍게 마비가 느껴지기도 한다. 임신한 아내의 이런 고통을 덜어주기 위해 다리 마사지를 해주자.

먼저 똑바로 누운 후, 상체를 심장보다 높게 유지하여 배의 압박을 줄인다. 또한 다리는 심장의 높이와 일치하게 올려 하체에서 심장 쪽으로 혈액이 잘 이동할 수 있게 쿠션을 받쳐주자. 부종을 위한 마사지는 다리에서부터 심장 방향으로 마사지 하는 것이 좋다.

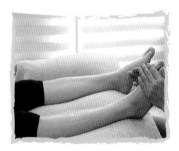

1. 크림이나 오일을 사용하여 발등과 발바닥 전체를 펴 바르듯 손바닥으로 쓸어준다.

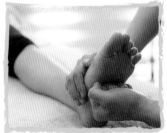

2. 발바닥을 주먹으로 쓸어내려준다. (발가락 → 발꿈치 방향)

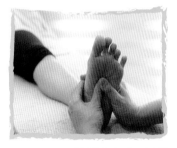

3. 발 가운데 용천혈에서 뒤꿈치 안쪽을 향해 엄지로 쓸어내려준다. 가볍게 3회 시행 (오줌관 배출 도와준다.)

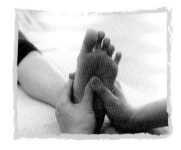

4. 가운데 쏙 들어간 부위를 아래로 쓸어준다. (소화를 도와준다.) 3~5회 시행

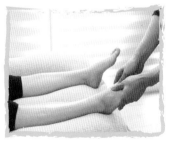

5. 발등을 양 엄지를 이용해 좌우로 쓸어준다. (꼼꼼하게 위아래 전체적으로)

6. 발등 뼈 사이사이를 엄지를 이용해 발가락에서 발목부위로 올려준다.

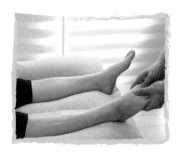

7. 발가락 안쪽, 바깥쪽을 가볍게 쓸어
준다.

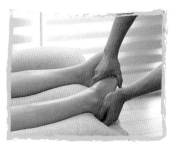

8. 손바닥 엄지아래 도톰한 부분을 이
용해 복숭아뼈 옆을 안쪽 바깥쪽 부드
럽게 굴려준다.
3회 시행

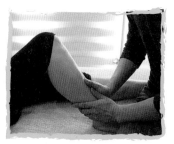

9. 무릎을 편안하게 세우고, 마사지크
림이나 오일을 종아리 전체에 펴 바른다.

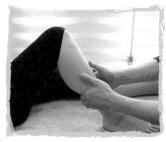

10. 손끝을 세워 종아리 가운데 볼록한
부분을 부드럽게 마사지 한다.
3회 시행

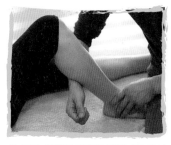

11. 팔면 안쪽을 이용해 발목부터 종아
리 전체를 펴 올리듯 마사지한다.

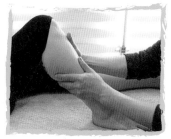

12. 손바닥 전체적으로 밀착하여 부드
럽게 발목에서 종아리 끝, 무릎 앞까지
쓸어주며 마무리한다.

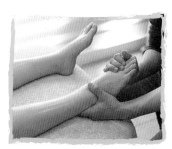

13. 발목과 발끝을 잡고 시계방향으로
돌려주며 스트레칭 한다.

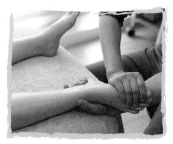

14. 좌, 우, 위, 아래로 무리하지 않게
스트레칭 한다.
양발 모두 시행

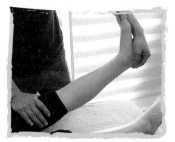

15. 한 손으로 무릎잡고, 한 손으로 발
꿈치를 잡고 위로 살며시 당겨 6초간
정지해준다.
2~3회 반복

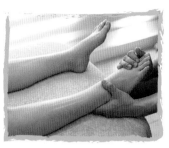

16. 발목을 잡고 가볍게 털어준다.
반대쪽도 시행.

여보, 배가 불러오니 어깨가 너무 아파요

임신 후기에는 체중이 급격히 늘어난다. 불러오는 배를 지탱하기 위해 몸을 뒤로 젖히고, 유방이 커짐에 따라 특히 어깨 뭉침이 아주 심해진다. 자세 교정을 위한 복대 착용조차도 어깨 뭉침을 막을 수 없다.

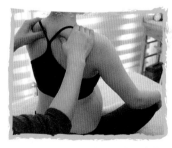

1. 임산부는 편안한 자세로 앉고 남편이 뒤에서 어깨를 가볍게 주물러 근육을 이완시킨다.

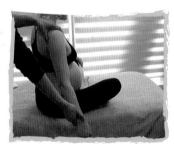

2. 한손으로 어깨를 고정하고 다른 손으로 팔목을 잡아준다.

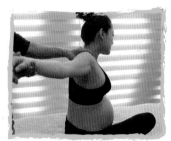

3. 팔목을 잡은 손을 위로 올려 팔을 앞에서 뒤로 회전시킨다.

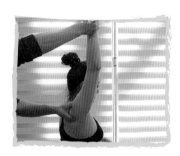

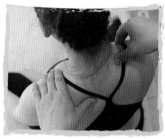

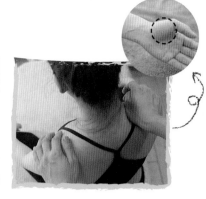

4. 사람마다 회전각도에 차이가 있으니 무리하지 않도록 한다.

5. 엄지 검지로 어깨의 솟은 부분을 지긋이 지압해준다. 엄지로 누르고 검지는 받치듯이 6초간 6회 반복.

6. 엄지 아래 손바닥의 도톰한 부분(수근)을 이용하여 어깨를 지긋이 풀어준다.

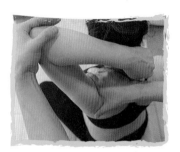

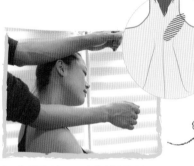

7. 한쪽 팔꿈치를 위로 올려 늘려 스트레칭을 한다. 반대쪽도 실시.

8. 팔 안쪽 면으로 어깨 상부를 부드럽게 굴리면서 풀어준다. 이때 반대 팔은 머리 옆면을 살짝 눌러 스트레칭 효과를 준다. 어깨의 뼈(견갑골)가 닿지 않도록 주의한다.

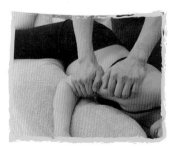

9. 어깨 뭉침이 심할 경우 쿠션을 팔과 다리에 끼워서 평평하게 한 후, 팔을 주무르듯 마사지 해주면 시너지 효과를 볼 수 있다.

03 여보, 출산일이 다가오니 허리가 아파요

출산이 다가오면 아기의 머리가 치골을 압박하므로 요통이 심해진다. 요통 시 허리와 엉덩이, 허벅지를 같이 풀어줘야 효과가 좋다. 허리 골반이 당기지 않도록 편안하게, 엉덩이, 무릎, 발목이 수평을 이루도록 베개를 받친다.

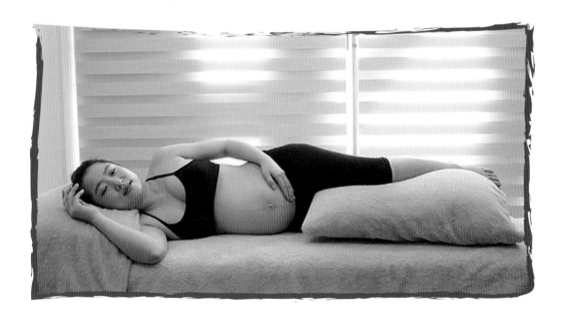

알아두면 도움되는 마사지 전 근육, 통증 및 지압부위

승모근, 척추기립근: 어깨통증이 있을 때 아래 부위를 지압하고 풀어주면 좋다.

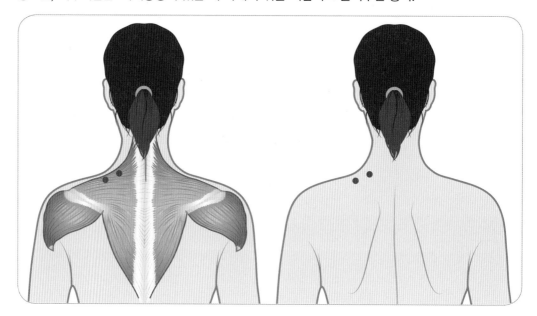

요방형근: 허리 통증이 있을 때와 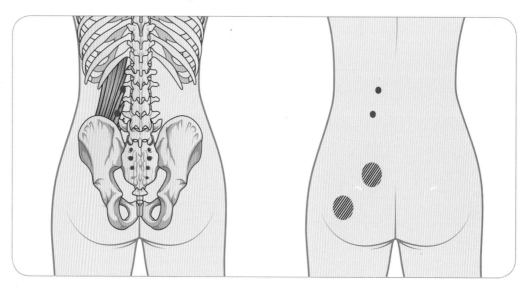 부위 통증이 있을 때 아래 혈점을 지압하고 풀어주면 좋다.

중둔근: 허리 통증이 있을 때와 ● 부위 통증이 있을 때 풀어주면 좋다.

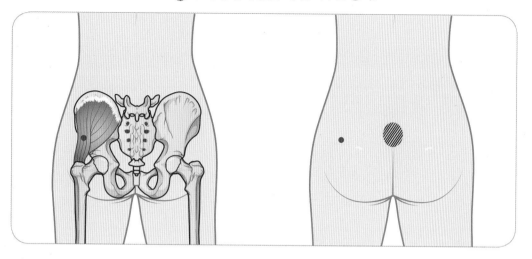

소둔근, 이상근: 허리 통증이 있을 때와 ● 부위 통증이 있을 때 풀어주면 좋다.

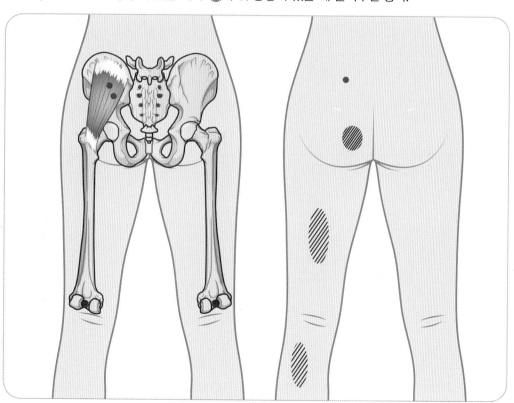

아빠와 함께하는 허리 마사지

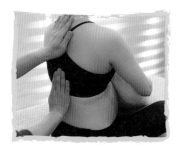

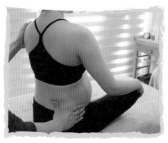

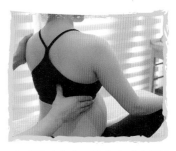

1. 임산부는 베개를 끌어안고 편안하게 앉는다. 남편이 뒤에서 척추를 쓰다듬 듯 문질러준다.

2. 허리 부위 척추 옆 허리의 들어간 부분(요방형근)을 6초간 6회 지긋이 지압해준다. 이때 반대 손은 어깨로 고 정시킨다.

3. 척추뼈의 바로 옆 쪽 들어간 곳(기 립근)을 따라 올라가며 3초 이상 지압 한다. 양쪽을 반복한다.

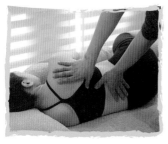

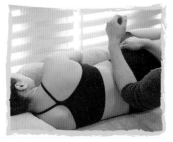

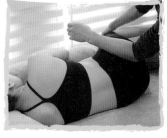

4. 베개, 쿠션을 가슴과 다리사이에 지 지하여 편안한 자세를 취한다. 척추기 립근을 지압한다.

5. 팔 안쪽을 이용하여 요방형근을 3 초 이상 자극해준다. 척추기립근을 따 라 위로 올라가며 지압한다.

6. 엉덩이 근육을 팔 안쪽을 이용해 부드럽게 풀어준다. 전체적으로 꼼꼼 하고 부드럽게 지압한다.

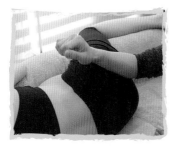

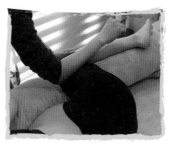

17. 꼬리뼈 근처 근육은 출산이 다가올 수록 압박이 심하고, 하체 통증을 유발 하므로 부드럽게 지압하듯 푸는 것이 포인트다.

8. 허벅지 바깥쪽을 팔 안쪽으로 부드 럽게 풀어 순환을 도와준다.

04 여보, 머리가 아프고 속이 안 좋아요

임신 중에는 생리학적 여러 요인에 의해 두통과 어지럼증, 구토 증상이 나타날 수 있다. 이럴 때는 이마와 목 뒤에 따뜻한 수건을 올려놓아 혈액순환을 돕는 것이 좋다. 그래도 해결이 되지 않는다면 남편이 해주는 두피와 목 마사지로 아내를 편안하게 해주자. 두통 완화를 위해 맑은 공기를 마시며 산책을 하고, 두통 완화에 좋은 아로마를 따뜻한 물에 2~3방울 떨어뜨려 호흡을 크게 한다.

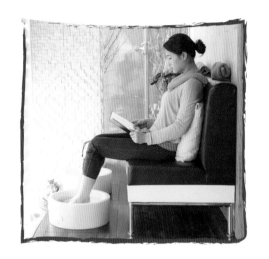

임산부 두통 완화에 좋은 아로마 : 만다린, 네롤리, 라벤더

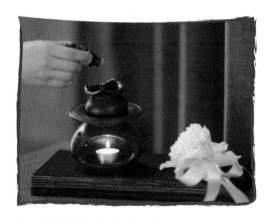

* 54p 임산부에게 좋은 아로마테라피 참조

두피와 목은 압이 강하지 않게 하는 것이 좋다. 압이 강하면 오히려 두통의 원인이 될 수 있다.

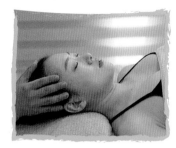

1. 임산부는 반듯하게 누워 편안한 상태를 유지한다.

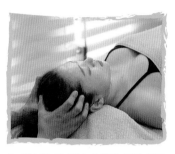

2. 양손을 쫙 펴고 손끝에 힘을 주어 머리 전체를 눌러준다.

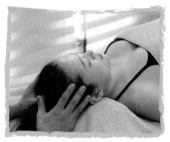

3. 이마부터 정수리(백회)쪽으로 지압한다.

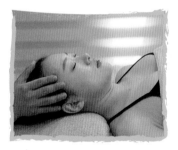

4. 손가락 끝으로 두피 양옆 (측두근)을 6회 이상 지압한다.

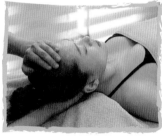

5. 뒷목 후두골을 3회 이상 지압한다.(너무 강하지 않게)

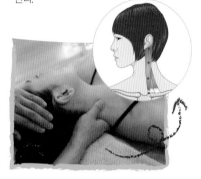

6. 얼굴을 측면으로 돌려 엄지를 굴려 흉쇄유돌근을 부드럽게 아래로 밀어내듯 마사지 한다.

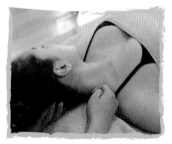

7. 달걀을 쥐듯이 주먹을 쥐고, 목 측면을 위에서 아래 방향으로 밀어준다.
8. 반대쪽도 6~7번 동작을 반복한다.

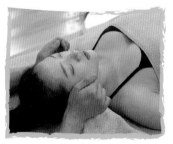

9. 얼굴을 정면으로 돌려 관자놀이를 수근을 이용해 지압해준다.

Chapter2. 의 모든 동영상은 블로그를 참조하세요. blog. naver.com/go_spa

NAVER ▼ 박영남의 임산부 마사지 뷰티케어

03 CHAPTER | 편안한 휴식, 매직 아로마테라피

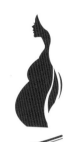

01 | 아로마테라피란

아로마테라피는 우리 몸에 이로운 향기를 의미하는 'Aroma'와 치유법을 의미하는 'Therapy'의 합성어로 '식물에서 추출한 에센셜 오일을 이용한 치유법'을 의미한다. 에센셜 오일은 뿌리, 잎, 과일, 나무, 꽃, 진액, 약초 등에서 추출한 농축액으로 피부침투와 흡입을 통해 정신적, 육체적으로 유익한 영향을 준다.

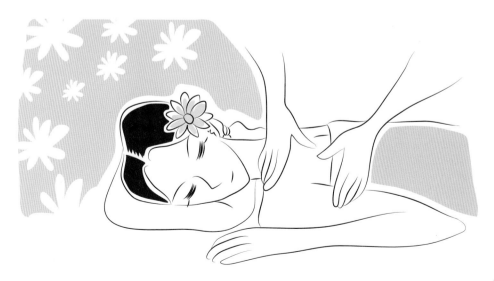

02 | 임산부에게 좋은 아로마테라피

1) 임신 중 가장 안전한 아로마 오일 '만다린'

만다린은 부드럽고 달콤한 향으로 마음을 맑게 해주어 우울증이나 불안한 마음을 진정시키고, 임신 초기 입덧을 완화시켜준다. 소화를 촉진시키며 튼살 예방에 효과적이고 피부를 부드럽게 해준다.

2) 두 번째로 안전한 오일 '네롤리'

네롤리는 달콤한 꽃향기로 긴장을 풀어주고 스트레스를 완화시켜준다. 피부세포재생 효과가 있어 건성, 노화, 민감성 피부에 좋다.

3) 임신 3개월 이후 사용 가능한 오일

라벤더, 저먼캐모마일, 로먼캐모마일, 버가못, 페티그레인, 레몬, 오렌지지위트, 티트리, 유칼립투스, 프랑킨센스, 페티그레인, 그레이프프룻 등이 있다.

임신 중 사용을 금하는 오일

임신 중 유산을 유발하는 오일, 호르몬을 자극하는 오일, 생리를 촉진하는 오일, 자궁을 수축하는 오일 등으로 임신 중 사용은 금하고, 출산 직후에 사용하면 좋다. 제라늄, 쥬니퍼베리, 마조람, 클라리세이지, 베조인, 시더우드, 진저, 바질, 로즈마리, 페퍼민트, 로즈, 미르, 타임, 넛맥 등이 있다.

03 | 아로마의 다양한 활용법

1) 입덧, 구토, 어지럼증, 두통, 심리적으로 불안할 때

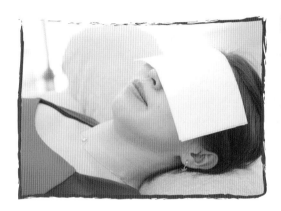

티슈와 아이필로우를 통한 발향

1. 티슈에 만다린 오일을 1~2방울 묻히고 한 장을 덧대 피부에 바로 닿지 않도록 한다.
2. 아로마를 떨어뜨린 부분을 코 쪽으로 향하도록 티슈를 놓고 아이필로우를 올린다.
3. 배가 볼록할 정도로 숨을 마시고 깊이 내쉬는 복식호흡을 6회 반복한다.
4. 티슈를 베개 옆에 두고 잠을 자면, 릴렉스되면서 숙면에 도움이 된다.

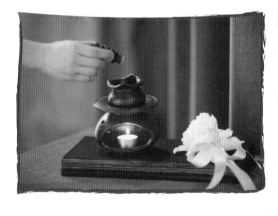

아로마 워머를 통한 발향

1. 워머기에 물을 2/3 정도 넣고 만다린 오일을 3~6방울 넣어 발향을 흡입한다.
2. 컵에 소금 또는 우유를 넣고 아로마 오일을 5방울 떨어뜨린다. (아로마 오일이 물에 잘 녹게 하기 위함이다.)
3. 입욕 시 아로마 희석액을 넣고 잘 저어준다.
4. 은은한 아로마향의 발향으로 입덧 완화와 긴장이 풀리는 효과를 동시에 볼 수 있다.

2) 피부 마사지를 할 때

튼살 예방 크림 혹은 보습용 바디 크림에 만다린 오일을 1방울 떨어뜨린다. 손으로 러빙 후 마사지 한다. 조조바 오일 30ml에 만다린 오일 2방울을 떨어뜨려 섞은 후 마사지한다.

3) 부종, 경련, 통증 등의 불편함이 느껴질 때

족욕 시 내 몸에 맞는 아로마 오일을 선별하여 2~3방울 떨어뜨린다.

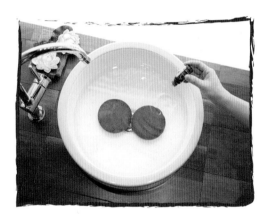
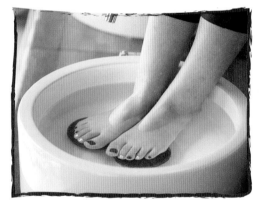

04
CHAPTER
출산 후 더욱 아름다워지는 마사지

시기별로 본 출산 후 몸의 변화

출산 후 일주일

두통과 열감이 있다. 초유가 분비 되는 시기이다. 임신과 관련된 호르몬의 저하와 여성 호르몬의 불균형으로 피부가 처지고 열이 올라오며 푸석한 느낌이 든다. 이때는 피부 진정과 보습을 위한 케어가 필요한 시기이다.

출산 후 2주일

자궁 수축 기간으로 산후통을 동반한다. 부드러운 복부 마사지로 자궁 수축과 분비물 배출을 도와주자. 이 기간은 피부가 밝아지기 시작하는 시기이기도 하다.

출산 후 6주 ~ 6개월까지

임신 전 상태로 회복되는 시기이며, 체중을 감소시키고 완력을 회복시키기에 유리한 시기이다. 이때 집중적으로 산전 상태로 몸을 되돌리기 위한 노력을 해야 한다.

모유 수유는 출산 후 빠른 회복과
산후 우울증 극복에 최고의 선물이다.

미 오하이오주립대학의 타라 크래프트 교수는 출산 후 유선을 촉진하는 '프로락틴'과 '옥
시토신' 증가에 대한 실험을 했다. 출산 후 모유를 먹이면 프로락틴이 증가하여 손상된 세
포를 정상으로 복구할 수 있도록 도와주는 면역체계를 활성화 시켜준다. 젖을 나오게 하
는 옥시토신은 스트레스 호르몬과 반응하여 스트레스 수치를 낮춰주는 역할을 한다. 따
라서 산후 우울증 극복에 모유 수유가 도움이 된다고 할 수 있다. 쥐 실험에서 출산 후 모
유 수유를 한 쥐의 상처 회복률이 그렇지 않은 경우에 비해 30% 빠른 것을 보여주었다.

01 | 산후통

출산 직후부터 2주 정도에 걸쳐 다른 부위에 비해 조금 더 빠르게 회복되는 자궁은 수축할 때
통증이 오기 마련이다. 이런 통증을 완화하기 위해서는 하복부를 따뜻하게 찜질 해주거나 마사
지하는 것이 좋다.

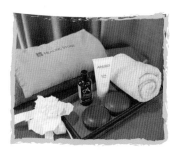

준비 : 스톤, 호호바 오일, 마사지 크림,
수건

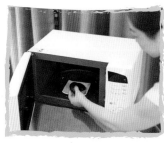

1. 스톤을 전자레인지에 1분 30초 돌린
다. 손끝으로 온도를 확인한 다음 식지
않도록 수건을 덮어 둔다.

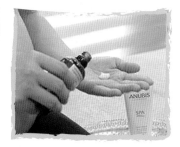

2. 반듯하게 누운 자세에서, 500원짜리
동전만큼 오일과 크림을 1:1로 손바닥에
부어 잘 섞는다.

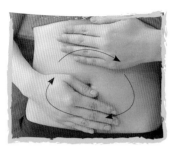

3. 복부에 시계방향으로 바른다.

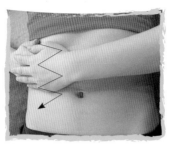

4. 지그재그로 내려가듯 옆으로 마사지
한다.

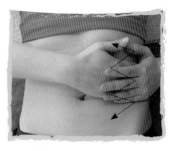

5. 지그재그로 위아래로 마사지한다.

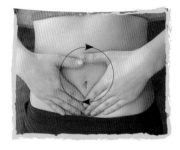

6. 하복부에 작은 원을 그리며 마사지
한다.

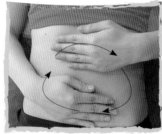

7. 시계방향으로 돌려준다.

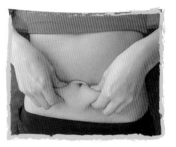

8. 배를 전체적으로 꼬집듯 튕긴다

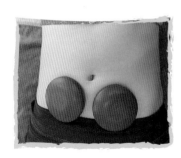

9. 따뜻한 스톤을 배꼽아래 올려두고
수건을 덮어두고 3분간 휴식한다.

10. 스톤을 치우고 수건으로 가볍게 닦
아준다.

02 독소와 붓기

출산 직후에서 3주간의 산모 몸은 '배출'에 초점이 맞추어져 있다. 이런 배출 기능이 원활하지 않을 경우 부종이 생기고, 시간이 지나면 부은 그대로 뚱뚱한 체형이 되어버린다. 따라서 이 시기에 하는 셀프 디톡스는 아주 중요하다.

▶ 준비물 : 독소 배출 팩, 마사지용 오일, 바디크림, 비닐랩, 마사지용 돌 4개, 스톤워머
▶ 적용시간 : 족욕 15분, 디톡스 요법 20분 / 주 3회
▶ 적용순서

1) 셀프 디톡스 요법

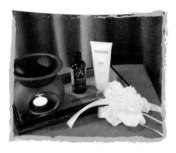

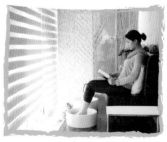

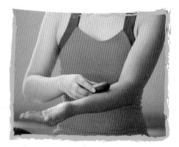

1. 스톤을 전자레인지에 1분 돌린다. 손끝으로 온도를 확인한 후 식지 않도록 스톤워머에 물을 붓고 넣어둔다.

2. 15분간의 족욕으로 순환을 극대화한다.
* 18p 족욕법 참조

3. 식물성 오일과 바디크림을 1:1 비율로 섞어 마사지 부위에 바른 후, 따뜻하게 데운 돌을 이용해 림프의 방향대로 아주 가볍게 마사지 한다. 이때 압은 거의 돌을 피부에 닿게 하는 정도로 약하게 마사지한다.

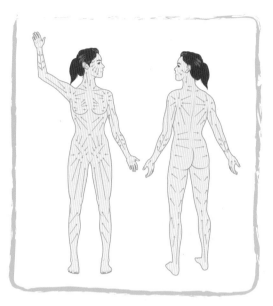

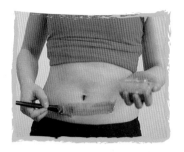

5. 집중적으로 디톡스가 필요한 부위 (부종이 심한 부위)에 독소 배출 팩을 바른다.

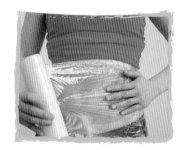

6. 비닐랩으로 3~4회 해당 부위를 감싼다.

4. 팔, 복부, 다리 앞뒤를 위의 방향대로 돌로 부드럽게 마사지한다.

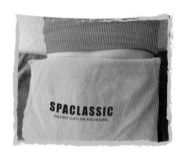

7. 따뜻한 이불 속에 들어가거나, 전자파가 없는 온열 기구를 해당 부위에 얹고 15분간 편안히 누워 있는다.(또는 좌욕이나 좌훈을 해도 좋다)

8. 바디팩을 깨끗하게 닦아낸다.

03 슬리밍

출산 후 5~6주가 지나도 빠지지 않는 살은 그대로 산후 비만으로 이어지고 6개월 후의 비만은 평생을 간다는 설이있다. 외출이 가능한 3주 후부터 주 2회 전문 슬리밍 케어를 받으면 산욕기 배출에 도움을 준다. 식이요법, 운동요법, 마사지요법을 함께 병행되는 것이 좋지만 무리한 식이 제한 및 운동은 피해야 하므로 몸의 배출을 자연스럽게 유도하는 마사지가 효과적이다.

1) 셀프 슬리밍 요법

1회차 : 15분간 족욕을 한다. → 슬리밍이 필요한 부위에 다이어트 효과가 있는 식물성 아로마 오일과 바디크림을 1:1 비율로 섞어 바른 후, 따뜻하게 데운 돌을 이용해 림프의 방향으로 비교적 부드럽게 마사지 한다.

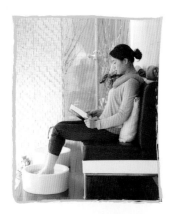

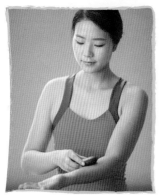

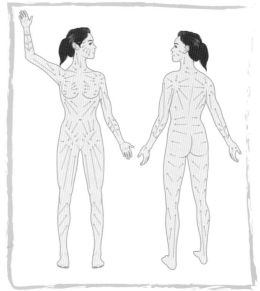

2회차 : 슬리밍이 필요한 부위에 슬리밍 바디팩을 바르고 비닐로 랩핑한다. 따뜻한 온열기구를 부착하여 해당부위의 온도를 높인다. → 팩을 한 상태에서 족욕 또는 반신욕을 해서 체열을 통한 에너지 소모를 극대화시킨다.

* 1, 2회차를 번갈아 가며 이틀에 한 번씩 주 3회 한다.

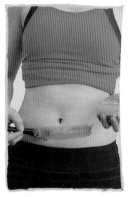 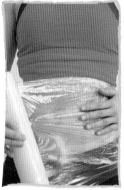 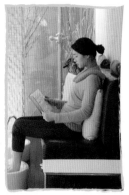 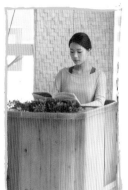

2) 전문 스파 센터의 슬리밍 요법 따라하기

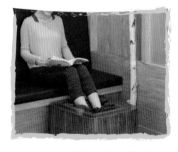 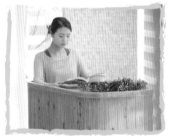 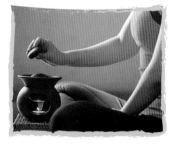

1. 족욕을 통해 인체 순환을 활성화한다.

2. 독소 배출을 위하여 원적외선 방출량이 높고 치유의 효과가 있는 히노끼 바스에 건식 목욕을 15분간한다.

3. 원적외선 방출량이 높은 따뜻한 스톤을 이용하여 관리하면 순환을 돕고 기초대사량을 높여주는 역할을 하기 때문에 슬리밍에 효과가 좋다.

4. 슬리밍에 도움이 되는 바디팩을 꾸준히 받는다. 고주파 등의 슬리밍 관련 전문 기기의 시술을 받는다.

스파의 산전·산후 전문 테라피 참조 www.spaclassic.co.kr

NAVER ▼ 스파클래식

04 | 칙칙한 얼굴 피부

출산 후, 3일에서 6주 동안에는 임신성 기미, 여드름 악화, 피부 건조 및 가려움증 등 임신 중에 있던 피부 트러블이 더 심해진다. 이 시기의 피부 회복은 산후 회복기의 기분을 좌우하는 중요한 요소이다. 이제부터 출산 전 피부로 돌아가는 피부관리 비법을 함께 실천해보자.

1) 화장품은 임산부 전용으로 계속 사용하자

출산 후 모유 수유를 하는 경우는 화장품 선별에 계속 신경을 써야 한다. 임신기에 사용 가능한 화장품은 출산 후에도 사용할 수 있으므로 27페이지의 임산부 화장품 선별법을 참조하자.

2) 출산 직후 3일부터 진정과 보습에 신경 쓰자

에스트로겐과 프로게스테론 호르몬이 임신기간 보다 현저히 줄어들어 탈모, 피부 열감, 푸석한 피부결 때문에 고민하게 된다. 이때 셀프 피부관리법을 정확히 알고 실천하면 피부의 회복속도가 빨라진다.

클렌징의 자극을 확 줄여보자

호르몬의 변화로 피부가 예민해져 있으므로 이 시기의 클렌징은 무조건 자극이 적은 쪽으로 선택한다. 아침저녁 가벼운 물세안이 가장 좋지만 찜찜하다면 중 · 건성 피부는 물에 씻기는 밀크 타입의 클렌저를, 지성은 거품이 거의 없는 폼 또는 젤타입 클렌저를 사용한다.

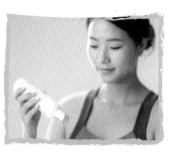

1. 밀크 타입의 클렌저를 100원 동전 크기만큼 덜어낸다.

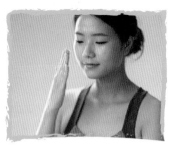

2. 얼굴, 목, 턱에 고르게 펴 바른다.

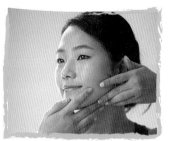

3. 왼쪽 아래턱을 오른손 2,3지로 끼고 중앙에서 바깥으로 밀어낸다. 왼손 2,3지로 오른손을 바로 따라간다. 3회 반복 후 오른쪽 아래턱을 동일하게 마사지한다.

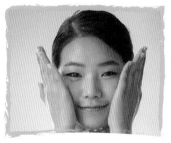

4. 볼 전체를 손바닥으로 밀착하여 바깥으로 부드럽게 러빙한다. 이때 절대 광대에 압을 가하지 말자.

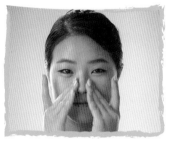

5. 콧망울은 2,3지로 돌리면서 왼쪽 오른쪽을 왔다갔다한다. 이때 콧망울과 볼이 접히는 부분의 화장품 잔여물이 잘 닦이도록 꼼꼼하게 마사지한다. 콧등은 2,3지로 위로 쓰다듬는다.

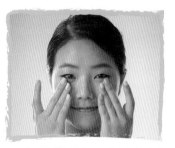

6. 눈 주변은 양손 2,3지로 둥글게 안쪽에서 바깥으로 돌리면서 3회 마사지 한다.

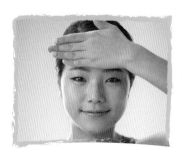

7. 이마는 양손바닥을 번갈아 교차하며 위로 올려준다.

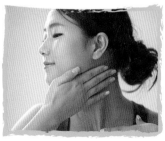

8. 목은 아래에서 위로 양손바닥을 밀착하여 번갈아 올리면서 꼼꼼히 마사지한다.

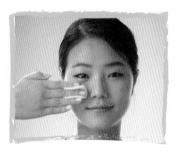

9. 티슈로 누르듯 자극 없이 닦아낸 후 물로 여러 번 행구어 낸다. 최대한 광대 부분이 자극되지 않도록 얼굴에 손이 닿지 않는 세안이 좋다.

65

열이 나는 피부를 진정시키고 수분을 주자

호르몬의 변화로 피부가 화끈거린다. 이로 인해 붉어진 피부를 그대로 두면 기미로 이어지기도 하므로 최대한 빨리 피부를 진정시킨 후, 수분을 유지시켜 주는 것이 중요하다.

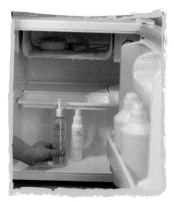 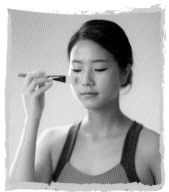 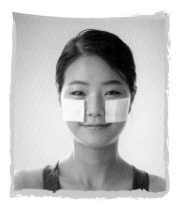

1. 보다 빠른 피부 진정을 위해 진정용 미스트와 진정젤을 냉장고에 보관해둔다.

2. 세안 후 스킨토너를 바른 상태에서 진정젤을 팩붓에 발라 붉어진 부위에 충분히 바른다.

3. 화장솜에 미스트를 충분히 뿌려서 진정젤을 바른 부위에 올린다. 10분 정도 지난 후 솜을 제거하고, 남은 양은 두드려 흡수시킨다.

3) 출산 후 1주~6주간, 집중적으로 화이트닝 케어 하자

피부 진정 및 수분이 적절히 유지되면 임신 중 짙어졌던 피부색을 다시 뽀얗게 되돌리는 프로젝트를 시작하자.

주 2~3회 각질제거를 시행한다.

클렌징 후 피부 각질 정리를 주기적으로 시행한다. 알맹이가 있는 스크럽제나 밀어내는 타입의 각질제거제는 피부를 자극할 수 있으므로 효소성분의 젤타입 각질제거제를 사용하는 것을 추천한다.

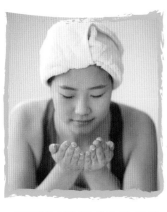

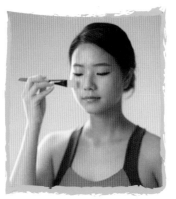

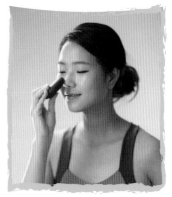

1. 클렌징 후 물세안을 한다. 토너로 피부를 정돈한다.

2. 효소성분의 젤타입 각질제거제를 피부에 고르게 바른다. T존 등 각질이 두꺼운 부분은 2~3회 겹쳐 바른다.

3. 효소성분은 40도 내외의 온도와 높은 습도에서 잘 활성화되므로, 바디 샤워 시에 각질제거를 하는 것이 가장 좋다. 혹은 마사지 스톤을 따뜻하게 데운 후 T존, 피지부위를 마사지 한다.

화이트닝 제품을 꾸준히 바른다.

모유 수유 중인 산모는 27페이지 임산부화장품 선별법을 참조하여 문제없는 화이트닝 제품을 선택하여 꾸준히 바른다. 화이트닝 같은 기능을 강조하는 제품은 알레르기의 위험도 높아지므로 피부 수분 함유 및 건강회복이 반드시 먼저 선행되어야 한다.

외출 시 자외선 차단제는 3시간마다 덧바른다.

기미는 내적인 호르몬의 영향 외에도 외적인 자외선 영향도 크므로 외출 시 자외선 차단제를 바르는 것은 필수이다. SPF지수(15~30사이가 적당)보다 중요한 것은 3시간마다 덧발라서 차단제의 기능을 극대화하는 것이다.

Q. 자외선 차단 SPF 치수는 높을 수록 좋은가요?

A. 미국 FDA의 경우 SPF 30 이상은 모두 SPF 30+로 표시. 사실상 30 이상의 효과를 동일하게 해석합니다. 차단 지수보다 중요한 것은 3시간 마다 계속 덧바르는 습관임을 잊지마세요.

Chapter4. 04 의 모든 동영상은 블로그를 참조하세요. blog. naver.com/go_spa

NAVER ▼ 박영남의 임산부 마사지 뷰티케어

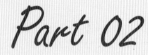

Part 02

출산 후 슬림라인
스트레칭으로
날씬해져보자

출산 후 3개월의 관리가 평생의 슬림라인을 결정한다.

출산이 몸매의 위기라고 생각한다면 생각을 바꿀 필요가 있다.

출산 후 3일부터 하루에 딱 한 동작만 반복해도 3개월 후에는

빈틈없고 완벽한 몸매를 되찾을 수 있기 때문이다.

이 책을 통해 소개하는 스트레칭법과 운동법은

내 자신의 경험과 몇 명의 출산 연예인 트레이닝비법,

케어필라테스만의 출산 다이어트 운동법을 통해

출산 후 여성이 관절이나 몸에 무리 없이

따라 할 수 있는 방법이다.

열심히 따라 해서 날씬한 몸매를 만들어

당당하게 여자로서 자신감을 회복하길 바란다.

From 김샤샤

01
CHAPTER

림프근막 스트레칭으로
코르셋 라인 만들기

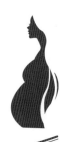

출산 후 내 몸, 내가 가장 잘 알고 있으므로 스스로 지킬 수 있다. 인체 해부학적 원리에 의해 건강한 내 몸 만들기 프로젝트를 지금부터 시작하자.

출산 후 4주까지는 몸무게 조절을 위해 무리하게 운동을 하게 되면 오히려 산후 회복에 안 좋고, 몸의 모양이 흐트러질 수 있다.

우리 몸은 출산 후 4주 동안 상처가 아물며 자궁이 원래의 사이즈로 회복해 가면서 몸의 사이즈와 부피도 줄어든다. 이 때 아가와 함께 쉬면서 스스로 몸을 바르게 잡아갈 수 있도록 림프근막 스트레칭을 하자. 그러면 임신 중에 생긴 부종과 셀룰라이트가 완화돼서 출산 후 흔적으로 남는 아줌마살, 나잇살을 없애는데 도움이 된다.

림프란?

림프는 우리 몸의 정화조와 같은 역할을 한다. 수분이나 노폐물을 흡수해 걸러내는 림프는 순환이 매우 늦고 게으른 청소부 같다. 림프 순환이 좋지 않으면 몸이 붓거나 지방산의 분해를 막고 비만세포, 노폐물 등 몸에 독성이 과도하게 쌓이거나 스트레스, 노화의 진행을 촉진하게 된다.

임신 중에 영양 과잉 공급, 운동 부족, 잘못된 자세, 체중 증가 등으로 인해 노폐물이 과다하게 만들어지고 불필요한 세포가 형성되면서 림프에 과부하가 걸린다. 따라서 출산 후에 림프기관의 순환을 도와 우리 몸을 씻어 주듯 몸 속의 부종과 노폐물을 깨끗하게 없애주는 것이 중요하다.

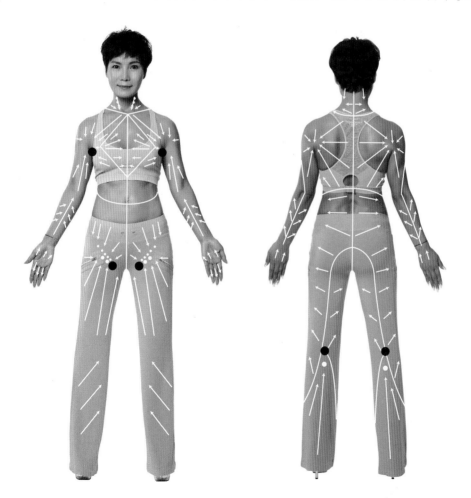

근막이란?

우리의 몸은 근육을 싸고 있는 즉, 몸 전체에 하나로 연결되어 있는 근막이라는 것이 있으며, 이것을 해부학 전문용어로 'Anatomy Trains(근막경선)'이라고 한다. 말 그대로 우리 몸의 근막은 열차의 선로처럼 몸 전체가 이어져 있으며, 근막은 마치 우주복처럼 머리끝에서 발끝까지 하나의 연결 고리로 연결되어 있다. 따라서 이 근막의 원리를 이용하면 부상의 염려 없이 짧은 시간 안에 건강하고 탄력 있는 몸을 만들 수 있다.

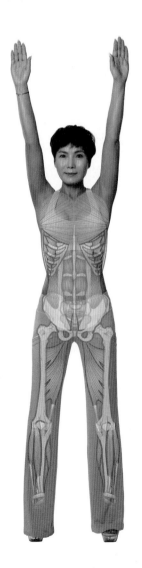
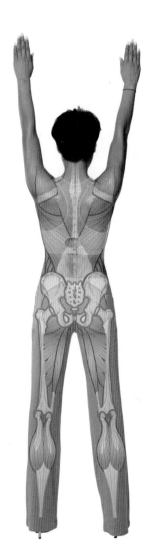

셀룰라이트란?

셀룰라이트란 수분, 독소, 지방의 부산물들이 피부 표면에 오렌지껍질처럼 울퉁불퉁하게 나타나는 것을 말한다. 이런 셀룰라이트는 식이요법이나 운동요법만으로 쉽게 없어지지 않는다. 셀룰라이트를 없애기 위해서는 단단하게 쌓여있는 섬유질을 잘게 끊어 분해시켜주는 것이 가장 효과적이며 그러기 위해서는 매일 샤워 시에 지속적으로 마사지와 스트레칭을 해야 한다.

열어주고, 깨고, 탄력 있게 채워주자

샤워 시에 근막 스트레칭으로 닫혀있던 림프순환의 문을 열어주고, 림프 마사지로 셀룰라이트를 깨고, 림프 샤워 스트레칭으로 노폐물이 빠져나간 자리를 운동으로 탄력 있게 채워주자!

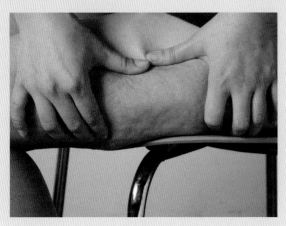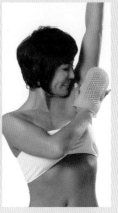

01 | 전신 근막 스트레칭

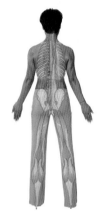

선 상태에서 전신 늘이기

양손 깍지를 끼고 위로 뻗어 온
몸을 늘여준다.
등은 코르셋과 같다. 등이 좁아지
면 더 예뻐지는 몸매를 가질 수
있다.

*어깨가 올라가지 않도록 주의한다.

양쪽 사이드 늘이기

양손을 깍지를 끼고 양팔을
반대편 옆구리 쪽으로 이동하
여 등과 옆구리를 늘여주는
측면 스트레칭 동작을 한다.

* 시선은 기울이는 반대편 위쪽
을 바라보며, 양팔은 귀 옆에 고
정을 한다.

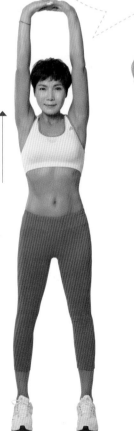

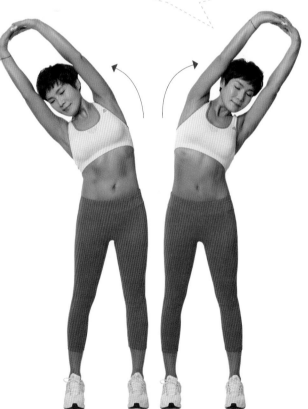

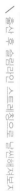

02 | 옆 라인 탄력 근막 스트레칭

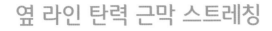

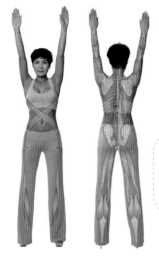

01

선 자세에서 양팔 벌리기

다리를 어깨 넓이만큼 벌려주고
양쪽 손끝에 힘을 준다.

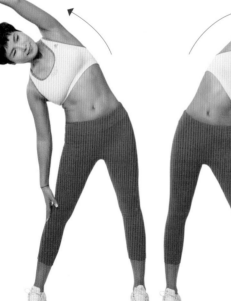

02

자세 옆구리, 측면 다리 좌우 늘이기

선 자세에서 양팔을 벌린 다음, 팔을 반대편 쪽으로 기울여 한쪽 팔을 길게 최대한 늘여주고 다른 쪽 팔을 무릎 아래로 최대한 내려준다. 이 동작은 겨드랑이의 림프절을 활짝 열어주어 상체의 노폐물을 제거해준다. 옆구리와 엉덩이 측면과 다리 측면의 근육 늘여주어 측면 라인의 근막 균형을 잡아 몸의 틀을 잡아주는 스트레칭이다.

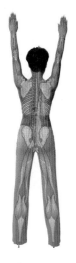

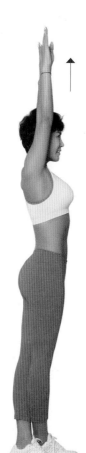

03 상·하체 균형 근막 스트레칭

다리 꼬고 바로서기

양발을 교차하여 선 상태에
서 양팔은 하늘을 향해 손끝
에 긴장을 하면서 길게 늘인다.
등의 긴장과 다리근육의 늘
임으로 등과 다리의 피로와
함께 균형을 잡아준다.

다리 꼬고 팔 앞으로 뻗기

양팔을 몸통에서 최대한 멀어질 수 있
도록 앞을 향해 뻗어준다. 복부를 등 쪽
으로 당겨주고 엉덩이는 위로 올려주고
가슴이 바닥에서 멀어지지 않도록 한
다. 엉덩이와 가슴이 위를 향하고 시선
은 앞을 향한다.
상체와 하체로 연결된 일자 근막과 서
로 상반되는 X근막의 균형을 잡아주는
상체, 하체 균형 근막 스트레칭이다.

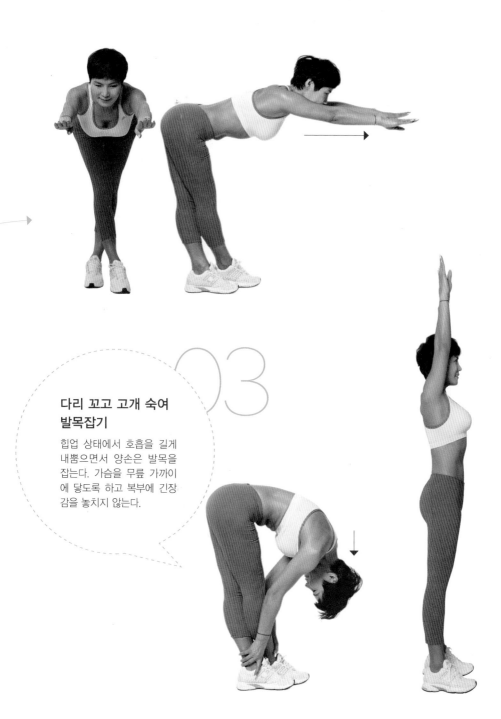

다리 꼬고 고개 숙여 발목잡기

힙업 상태에서 호흡을 길게 내뿜으면서 양손은 발목을 잡는다. 가슴을 무릎 가까이에 닿도록 하고 복부에 긴장감을 놓치지 않는다.

03

77

04 | 목, 어깨 긴장 완화 스트레칭

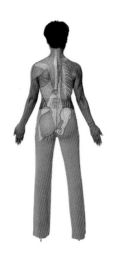

어깨를 목 가까이 올리기

이 동작은 어깨를 최대한으로 목으로 올렸다가 내려주는 동작으로 승모근과 목 그리고 견갑골과 상부등 근막 스트레칭이다.

01

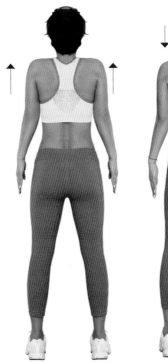

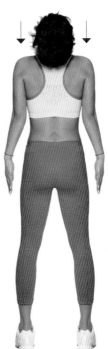

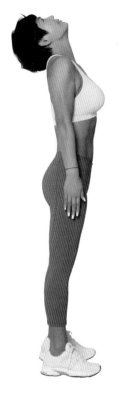

어깨 올린 채 목 반원 그리기

어깨를 올려준 상태에서 목을 좌우로 반원을 그리듯 굴려준다. 이 동작은 긴장된 어깨의 피로감과 거북목을 예방할 수 있다.

02

목을 싸고 있는 근육 중 측면의 사각근은 경추의 신경 통로이다. 그래서 측면 목 스트레칭은 경추신경이완과 팔과 연결된 근막 스트레칭이다.

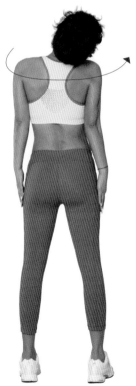

05 | 가슴, 복부 탄력 근막스트레칭

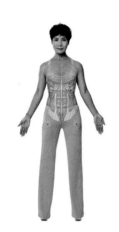

가슴, 복부 늘이기

발을 겹쳐 하체는 고정해 주고 상체는 치골에서
머리 두피까지 한 선으로 생각하고 천천히 늘여
준다. 복부와 가슴 근막을 늘려준다.

*과도하게 늘려 허리에 무리를 주지 않도록 한다.

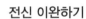

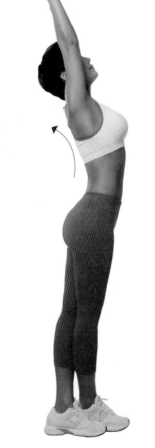

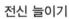

전신 이완하기

팔을 내리고 편안한
자세에서 가볍게 호
흡하며 몸의 힘을
쭉 뺀다. 전신의 이
완을 적극적으로 돕
고 몸의 균형을 자
연스럽게 찾아간다.

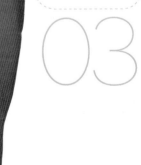

전신 늘이기

양다리를 어깨만큼 벌리고
양팔을 머리 위로 올린다.
전신 앞, 뒤 근육이 최대한
으로 늘여져 중력을 이끌
수 있도록 하는 전신 스트
레칭이다.

*앞과 뒤의 균형감과 당겨지
는 부분을 느껴본다.

06 | 허벅지 안쪽 내전근 근막 스트레칭

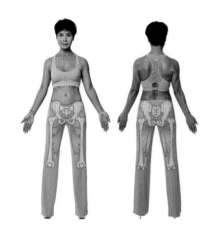

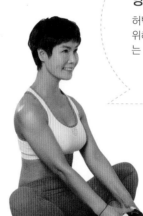

01

양다리 나비자세

허벅지 안쪽의 살을 빼기 위해서는 허리와 등을 펴는 근막 스트레칭이 좋다.

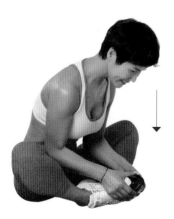

02

상체 앞으로 숙이기

허벅지 안쪽의 근육과 골반 안쪽을 싸고 있는 장요근을 호흡과 함께 이완해준다. 다리의 긴장과 엉덩이의 긴장을 완화하고, 요통 통증 완화에도 도움이 된다.

07 | X라인 복근 근막 스트레칭

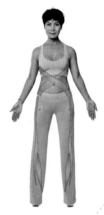

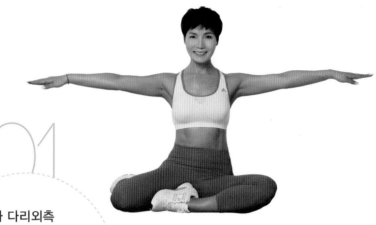

01

복부와 다리외측 근막 늘이기

복부와 다리 외측으로 연결되어 있는 근막을 X자 모양으로 스트레칭 해주므로 복부와 다리 측면의 균형을 아름답게 해준다.

02

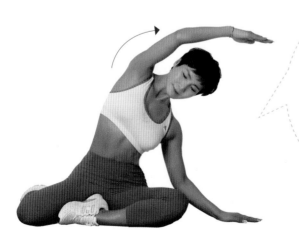

가슴과 등 근막 늘이기

복부와 골반, 그리고 외측 다리를 X자로 고정해 준 다음, 가슴과 등에 X자 모양으로 자극을 주어 오른쪽 가슴과 왼쪽 어깨관절, 견갑골 사이 등근육을 서로 비대칭으로 늘려주어 어깨 라인과 쇄골라인을 아름답게 해준다.

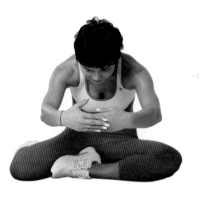

복부, 다리 내측 근막 늘이기

가슴, 복부, 다리 내측을 서로 상반되게 자극하여 스트레칭 하므로 몸통과 골반, 다리의 균형과 안정화에 도움을 준다.

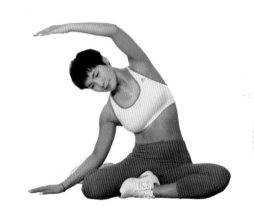

01

반대방향도 똑같이 해준다.

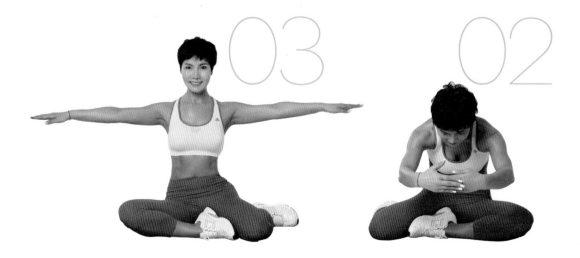

03

02

08 | 등, 엉덩이 탄력 근막 스트레칭

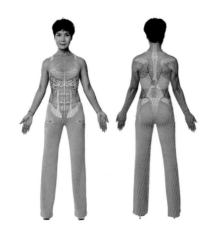

01

가슴, 날개뼈 근막 늘이기

팔을 앞으로 당겨 견관절을 자극해준다.
팔과 연결을 가진 가슴근막을 이완할 수
있는 스트레칭이다.

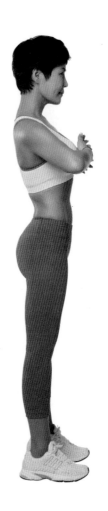

84

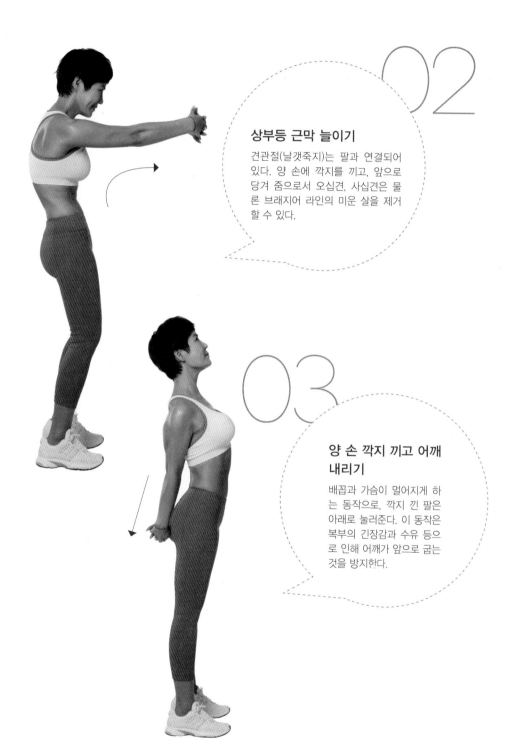

02

상부등 근막 늘이기

견관절(날갯죽지)는 팔과 연결되어
있다. 양 손에 깍지를 끼고, 앞으로
당겨 줌으로서 오십견, 사십견은 물
론 브래지어 라인의 미운 살을 제거
할 수 있다.

03

양 손 깍지 끼고 어깨 내리기

배꼽과 가슴이 멀어지게 하
는 동작으로, 깍지 낀 팔은
아래로 눌러준다. 이 동작은
복부의 긴장감과 수유 등으
로 인해 어깨가 앞으로 굽는
것을 방지한다.

09 | 종아리와 허벅지 긴 다리 근막 스트레칭

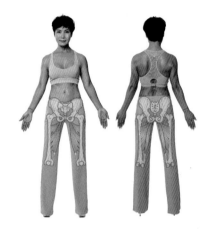

01

앉아서 상체 늘이기

앉은 자세에서 등과 다리를 늘이는 자세로 척추기립근을 바로 세우고 골반과 뒷다리를 스트레칭하여 굽은 등과 부은 하체를 완화하는 뒷면 근막 스트레칭이다.

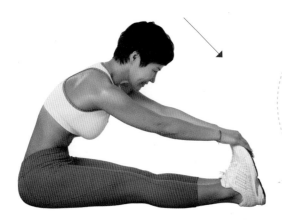

앉아서 앞으로 숙이기

등과 뒷다리 균형과 더불어 굵은 종아리를 가늘게 할 수 있는 근막 스트레칭이다.

02

힘 빼고 복부 끌어 올려주기

다리를 모은 상태에서 호흡을 내쉬면서 복부와 등은 공을 굴리듯이 끌어 올려준다.

03

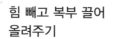

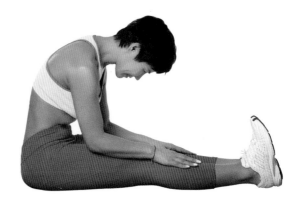

마무리자세

편안자세에서 호흡과 이완을 함께 하여 스트레칭 중 경직된 근막과 젖산을 방출해주자

04

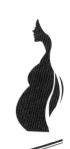

02 CHAPTER | 누구도 부럽지 않은 섹시 골반 만들기

출산 한 여자들의 하소연은 여러 가지로 이유가 많다. 몸이 여기저기가 쑤신다거나, 엉치가 빠지는 것 같다거나, 골반이 넓어졌다거나, 새 옷을 입어도 예전처럼 태가 예쁘지 않다는 등의 하소연을 한다.

출산 후 3개월 내에 제대로 돌려놓지 않은 골반은 벌어지고 틀어진 상태로 굳게 되어 원래의 상태로 돌아오기 힘들다. 거기 통증은 물론 평생 출산 후유증을 겪게 되는 경우도 많다. 골반이 틀어지면 체중도 더 쉽게 불어나게 되면서 아줌마 태가 나기 십상이다. 운동량이 거의 없는 허벅지나 엉덩이에 지방이 쉽게 쌓이고 순환이 원활하지 않으니 부종이 뒤따를 수밖에 없다. 장골(대퇴골)이 벌어지는 경우에는 뒤에서 볼 때 골반이 사각형으로 보이면서 엉덩이가 처지게 된다. 따라서 출산 후 가장 중요한 것 중 하나는 골반을 원래대로 되돌리는 일에 소홀하면 안 된다는 것이다. 특히 현대인들은 출산을 하지 않아도 앉은 자세나 생활태도에 의해 골반이 뒤틀어져 있는 경우가 많은데, 출산 후 골반은 유연하기 때문에 건강한 골반으로 잡아주는데 최고의 기회라고 할 수 있다.

골반이란?

인체의 골격을 지탱하는 중심이다. 골반은 크게 3조각의 뼈로 맞물려 있는데 척추와 양쪽 다리를 이어주는 골격이다. 2개의 장골과 1개의 천골 그리고 꼬리뼈로 구성되어 여성의 자궁과 방광, 내장 등이 위치하는 공간을 제공한다.

임산부의 골반은 태아와 양수가 차지해야 하는 공간이 늘어나면서 넓어진다. 이때, 꼬리뼈가 뒤로 밀려나고 치골과 장골이 벌어지면서 공간을 확보하게 되는 것이다. 그리고 태아가 자라면서 배가 점점 불러오면 신체의 무게 중심도 점차 앞으로 이동하는데 이때 척추, 특히 요추에 심한 꺾임이 생겨 고관절까지 틀어져 골반 변형이 나타난다.

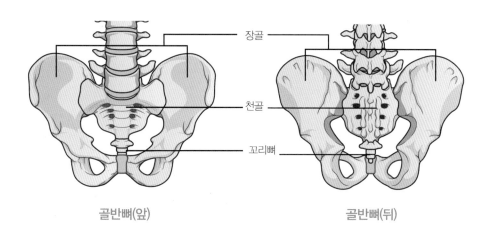

장골

천골

꼬리뼈

골반뼈(앞)　　　　　　　골반뼈(뒤)

01 골반잡기

골반 스트레칭을 할 때는 모으고 당기고 조여준 후 천천히 풀어주는 4단계의 반복된 동작이 가장 중요한 포인트이다. 스트레칭 자세로 모아주고 엉덩이 근육을 당겨주자. 자궁이 아래에서 몸 속 깊이 위쪽으로 빨려 올라오듯 조여줄 때는 숨 막히게 조여 들어 몸의 탄력에서 쾌감을 느낄 수 있을 만큼 최대한 조여주고 숨을 멈춘다.

참을 수 있을 때까지 최대한 호흡을 멈추고 천천히 자궁의 수축된 근육을 풀어주고, 조여주고, 당겨주었던 근육까지도 완전하게 릴렉스한 후, 다시 한 번 모아주고, 당겨주고, 조여주는 것을 반복하자.

1) 산후 골반 자가 스트레칭

출산으로 넓어진 골반 작게 모아주는 스트레칭

이 스트레칭은 출산으로 넓어진 골반을 안쪽으로 모아주어 골반이 작아지는 스트레칭 효과를 볼 수 있다.

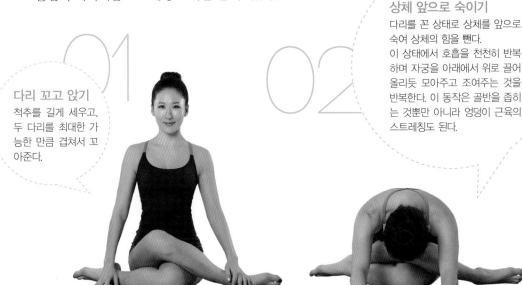

다리 꼬고 앉기
척추를 길게 세우고, 두 다리를 최대한 가능한 만큼 겹쳐서 꼬아준다.

상체 앞으로 숙이기
다리를 꼰 상태로 상체를 앞으로 숙여 상체의 힘을 뺀다.
이 상태에서 호흡을 천천히 반복하며 자궁을 아래에서 위로 끌어 올리듯 모아주고 조여주는 것을 반복한다. 이 동작은 골반을 좁히는 것뿐만 아니라 엉덩이 근육의 스트레칭도 된다.

비틀어진 골반 바로잡는 스트레칭

이 동작은 바깥쪽으로 돌아간 고관절을
안쪽으로 모아주어 골반을 좁혀주는 효과가 있다.
또한 고관절 앞부분의 스트레칭도 가능하다.

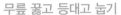

무릎 꿇고 등대고 눕기
무릎을 꿇고 두 발은 바깥쪽으로 벌리고 앉은
후, 천천히 바닥에 등을 대고 눕는다.
허벅지 앞이 당길 수 있지만 호흡을 가다듬어
몸통을 안정화시킨다. 두 무릎을 모아줌으로써
고관절을 모아줄 수 있다.

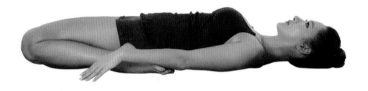

머리 위로 팔 뻗기
몸통과 다리를 고정한 채 양팔을 머리 위로 뻗는다.
이 상태로 소변을 참는 듯한 느낌으로 골반근육을
수축시키며 호흡을 반복한다. 벌어진 골반과 다리도
모아주지만 구부정해진 척추도 펴줄 수 있다.

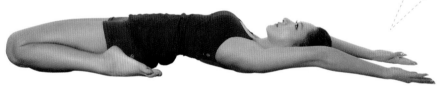

NG

주의할 것! NG 자세
척추가 바닥에서 들리지 않도
록 복부근육을 눌러주어 등을
바닥에 붙이도록 노력한다. 잘
못하면 허리가 다칠 수도 있으
니 조심할 것!

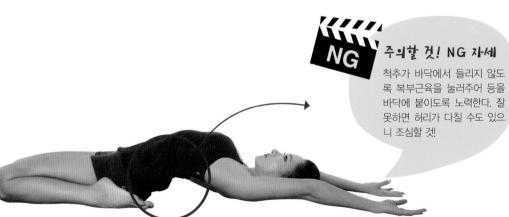

구부러진 고관절 벌어진 다리 모아주는 스트레칭

오래 앉아있느라 장시간 구부러진 고관절을 펴주고 벌어진 다리를 모아주는 스트레칭 효과가
있다.

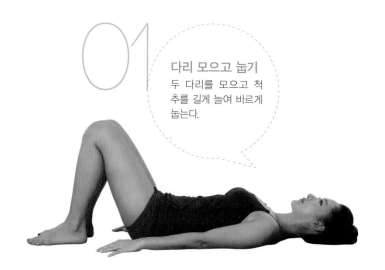

01

다리 모으고 눕기
두 다리를 모으고 척
추를 길게 늘여 바르게
눕는다.

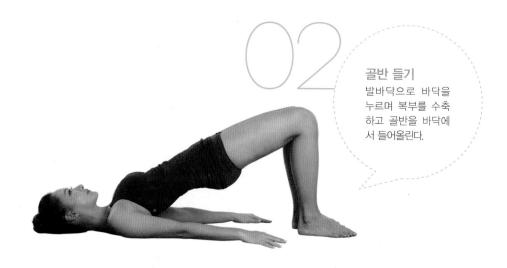

02

골반 들기
발바닥으로 바닥을
누르며 복부를 수축
하고 골반을 바닥에
서 들어올린다.

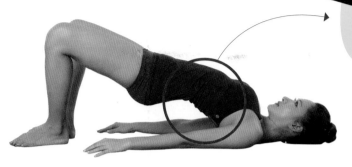

주의할 것!!! NG 자세

골반을 들어 올릴 때 복부를 수축하여 허리가 이렇게 꺾이는 일이 없도록 한다.

주의할 것!!! NG 자세

무릎이 벌어지지 않도록 주의한다. 골반을 더욱더 모아준다는 느낌으로 무릎을 모아줄 것.

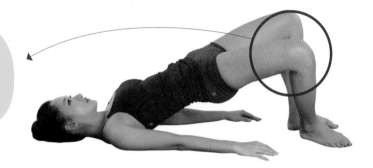

※주의! 골반 조이기(수축)의 실패 시

모으고, 당기고, 조여주자

마지막 조여주는 타임에 몸에서 쾌감을 느낄 수 있을 만큼 최대한 숨이 막히게 조여주고 숨을 멈추자. 참을 수 있을 때까지 최대한 호흡을 멈춘 후 천천히 풀어주고 잠시 릴렉스 후 다시 운동한다.

★조언★

골반 수축 운동을 했어도 원래 모양대로 돌아오지 못했다면, 과감하게 전문가에게 시간과 돈을 투자하자. 평생 후회할 수 있기 때문이다.

2) 자가 스트레칭으로 잡지 못한다면 꼭 전문의에게 문의하세요

추나요법

골반과 척추가 틀어지고 근육들이 경직된 증상에 효과적이다. 비뚤어진 뼈와 관절, 근육 등을 밀고 당기며 교정해 정상 위치로 돌려주는 기존 정골추나요법에 근육의 균형을 잡아주어 신체의 불균형을 교정하고 정렬시키는 경근추나요법을 함께 실시한다. 이 방법은 현재의 통증을 개선하면서 미래의 척추 질환까지 예방할 수 있다. 1회 치료 시간은 1시간 내외이며 치료기간은 짧으면 1~2개월, 보통 3~6개월이다.

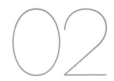

슬링 운동 치료

몸에 잘못 형성된 습관을 없애고 자세를 유지해주는 운동이다. 우리 몸의 중심인 코어근육과 심부근육을 강화하고 다양한 관절 및 근육을 훈련시킴으로써 디스크와 척추 질환 및 성장 저하의 근본 원인인 비뚤어진 체형을 바로잡아주는 치료법이다. 특히 지루하지 않게 즐기면서 할 수 있는 치료로 임신과 출산 후 틀어진 골반을 제자리로 돌려주는 데 주로 활용한다. 치료는 짧게 1~2개월, 보통 3~6개월 걸린다.

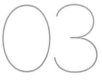

03 침과 약침

임신과 출산 과정에서 손상된 것은 골반뿐이 아니다. 근육과 인대도 상처를 받은 상태이다. 침은 근육과 인대의 경직을 풀어줘 통증을 잡아준다. 약침은 순수 한약을 정제해 개인별 통증 부위에 투여함으로써 통증을 억제하는 치료법이다. 약한 인대를 강화하거나 손상으로 인해 염증이 있으며 부은 조직들의 염증을 가라앉혀 통증을 개선하고 몸의 회복을 돕는다. 일반적으로 3~6개월 동안 장기 치료를 받아야 한다.

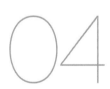

04 케어필라테스

재활을 위해 탄생된 운동이니만큼 척추와 골반의 본래 위치를 잡아주는데 효과적인 운동이다. 유연성, 밸런스(균형), 근력이 향상되며 임신과 출산의 과정 중에 생긴 체형불균형과 그에 따른 통증을 없앨 수 있다. 필라테스의 호흡만으로도 코어근육과 늘어진 골반기저근을 활성화시킬 수 있으며 골격근을 강화시켜 바른 자세로 변화시킨다. 1회 운동시간은 약 50분~1시간이며 주 2~3회가 적당하고 최소3개월에서 6개월 정도 하는 것이 좋다.

03

CHAPTER

행복한 힐링을 위한 브레인 스트레칭

몸과 마음의 자유로움은 행복한 힐링의 시작이 된다.

출산 후 아름답고 건강한 몸을 만들기 위해서는 몸과 마음이 모두 자유로움을 느낄 수 있어야 한다. 출산의 기쁨도 잠시, 현실 속의 엄마는 마냥 행복할 수는 없다. 그렇다고 가족들이 지속적으로 출산의 공로에 대해 격려해주고 관심을 가져주는 것도 아니다. 바쁜일상 각자의 생활로 돌아갈 수밖에 없는 것이다.

하루에 한번 온몸의 세포를 살아 숨 쉬게 하고, 마음을 열고 춤추게 하여 뇌세포의 에너지 밸런스를 맞춰주자.

출산 후 10달 동안 꽉 차 있었던 내 몸 속의 무게가 빠져 나가고 잠자는 순간까지도 긴장을 놓치지 못하여 몸과 마음이 지치다 보면 자칫 우울함과 공허함을 느낄 수 있다. 심한 우울증이 동반되기도 하며 삶의 의욕을 잃을 수 있다. '시간이 지나면 해결되겠지'라는 생각은 위험하다.

출산 후 4주 동안은 긴 시간 샤워하는 것이 몸에 무리를 준다. 하지만 차가운 것을 싫어하는 몸의 근육과 근막, 관절을 위해 필요하다. 그들이 좋아하는 것은 따뜻한 수압, 편안한 호흡, 그리고 전신을 릴렉스할 수 있는 스트레칭이다.

하루에 단 한번이라도 온몸의 자유로움을 느끼자. 좋아하는 음식을 먹고, 좋아하는 음악을 켜고, 좋아하는 아로마 향을 맡고, 재미있는 TV를 보고, 재미있는 책을 읽고, 자유로운 옷으로 갈아입고 온몸의 힘을 빼 온전히 자기 자신에게 몰입해보자.

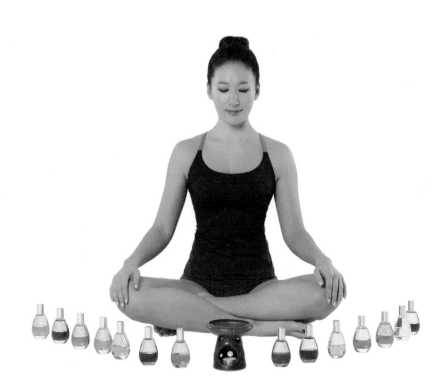

CHAPTER 04

건강과 섹시 둘다
잡는 산후 다이어트

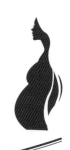

자, 이제 몸의 틀을 잡았으니 운동으로 근육을 채워주자. 하루 한 동작 딱 1분이면 된다. 더 이상 부러워하지 말자. 부러워하면 지는 것이다. 4주 동안 잡아놓은 몸의 틀 속에 60일간 탄탄한 근육으로 채워주자. 풍선처럼 부풀었다가 몸이 출산 후 바람 빠진 풍선처럼 쭈글쭈글하게 처져있는 몸 속. 매직 다이어트 운동법으로 지방은 태워주고, 탱탱한 근육으로 꽉 채워진 몸을 만들어주자.

닭다리 종아리 운동법

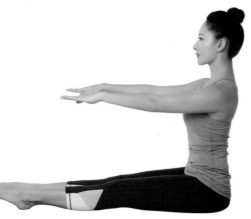

다리, 팔 앞으로 길게 뻗기
두 다리를 모아 길게 뻗은 후 척추를 길게 세우고 앉는다. 양팔은 어깨높이만큼 들어 앞으로 뻗어준다. 스트레칭 하듯 늘려준다.

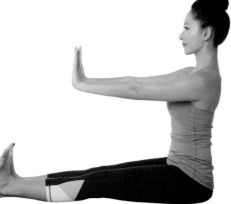

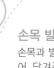

손목 발목 꺾어주기
손목과 발목을 몸통 쪽으로 꺾어 당겨준다. 마치 종아리와 팔 안쪽을 스트레칭 하듯 쭉 늘려준다.

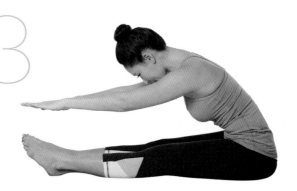

앞으로 상체 숙이기
호흡을 길고 부드럽게 내쉬며 앞으로 뻗어준다. 이 동작은 내 체중을 싣고 다니느라 뭉쳐있을 종아리와 허벅지를 늘여주는 효과가 있다.

코끼리 허벅지 지방 태우는 운동법

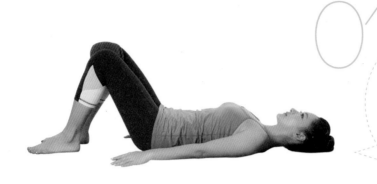

01

허벅지 조이기
무릎 사이에 두꺼운 쿠션이
나 베개를 끼고 눕는다. 그
리고 두 무릎으로 쿠션을
살짝 조여준다.

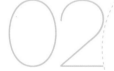

척추 말아 올리기
쿠션을 조인 채 척추를 하나씩 말
아 올린다. 복부근육을 사용하여
꼬리뼈부터 척추뼈를 마치 물결치
듯 하나씩 분리시켜 말아 올린다.

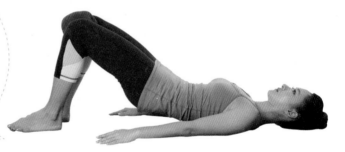

브릿지 포지션 만들기
무릎부터 어깨까지 일직선이
되도록 들어주며 무릎을 지긋
이 조여준다. 이 동작은 늘어진
허벅지 안쪽 근육과 뒤쪽 근육
을 수축시켜 탄탄하게 조여주
는 효과가 있다.

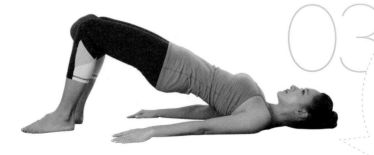

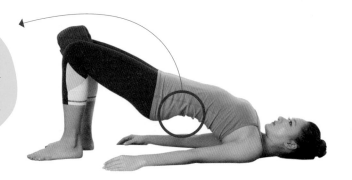

주의할 것!!! NG 자세
엉덩이나 허벅지 안쪽을 조이지 않
고 들어 올리면 허리가 휠 수 있다.
다칠 수 있으니 엉덩이 근육과 복
부근육에 집중하고 올리자.

03 | 펑퍼짐한 아줌마 엉덩이 운동법

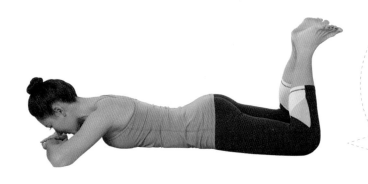

엎드린 개구리자세
양팔을 포개어 엎드린 후
두 무릎을 구부리고 뒤꿈치
를 서로 맞댄다. 발목은 편
안하게 꺾어주고 무릎은 어
깨너비 정도로 벌려준다.

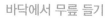

바닥에서 무릎 들기
복부를 먼저 수축시킨 후 골반을 드는
것이 아니라 무릎을 바닥에서 들어 올
린다는 생각으로 허벅지를 들어준다.
이 동작은 출산으로 펑퍼짐해진 골반
과 엉덩이 근육을 가운데로 모아 탱탱
하고 사과같이 동그란 엉덩이를 만들
수 있다.

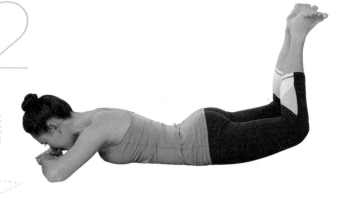

구부정한 척추 바로잡는 운동법

01

엎드려서 길게 뻗기
바닥에 엎드려 두 팔은 만세 자세, 두 다리는 어깨너비 정도로 벌려 무릎이 바깥을 향하도록 하여 다리를 길게 뻗어준다.

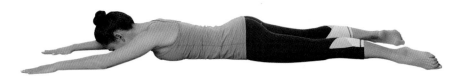

02

팔, 다리 가슴 윗부분 바닥에서 들기
복부를 수축한 채 가슴은 바닥에 대고 팔과 가슴, 그리고 두 다리를 바닥에서 아주 조금만 같은 높이만큼 들어올린다.

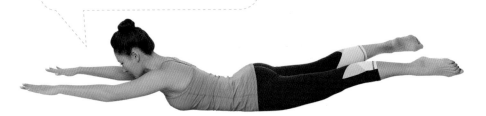

03

한 팔과 반대 다리 들기
팔과 다리를 든 상태에서 한쪽 팔과 반대쪽 다리를 조금 더 들어주고, 나머지 부분은 높이를 유지한다. 이 때 들어 올린다는 느낌보다는 팔 다리를 길게 늘여 뻗는다는 느낌으로 들어준다.

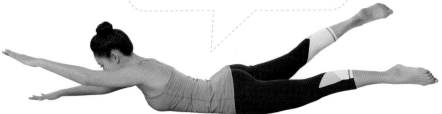

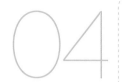

반대 팔과 한 다리 들기

팔과 다리를 든 상태에서 반대쪽의 팔과 다리를 들어주며 양쪽을 번갈아 반복한다. 내쉬는 호흡에 팔다리를 들어주어 마치 수영하듯 동작한다. 이 동작은 임신 내내 구부정해진 척추를 펴주고 척추 근육들을 강하게 하는데 효과적이다.

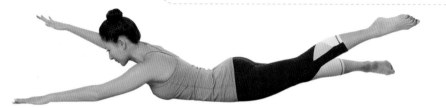

05 처진 올챙이 복부 운동법

복근 이용하여 척추 말기

호흡을 길게 내쉬며 복부를 납작하게 수축시키며 동시에 꼬리뼈부터 순차적으로 척추뼈를 하나씩 동그랗게 말아 내려간다. 이때 동시에 한 팔을 올려주고 다음 반복 시 반대 팔을 올려준다. 이 동작은 복부를 수축시키는 힘으로 척추를 말아내기 때문에 풀어진 복근을 안쪽으로 조여주는 효과가 있다.

팔 앞으로 뻗어 바르게 앉기

두 다리를 골반너비만큼 벌리고 척추를 길게 늘여 바르게 앉는다. 양손에 작은 생수병을 들고 양팔은 앞으로 뻗어준다.

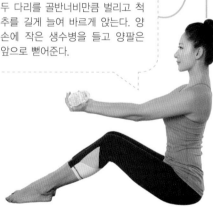

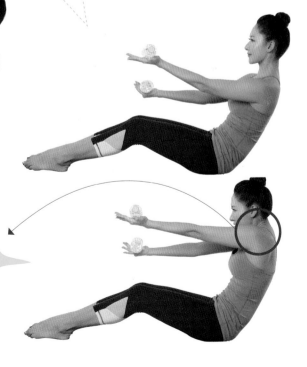

NG 주의할 것!!!

NG 자세

척추를 말아 내려갈 때 어깨에 긴장감이 생겨 으쓱거리지 않도록 주의하자! 견갑골(날개뼈)을 허리 쪽으로 끌어내리는 느낌으로 동작한다!

06 늘어진 텅 빈 가슴 채우기 운동법

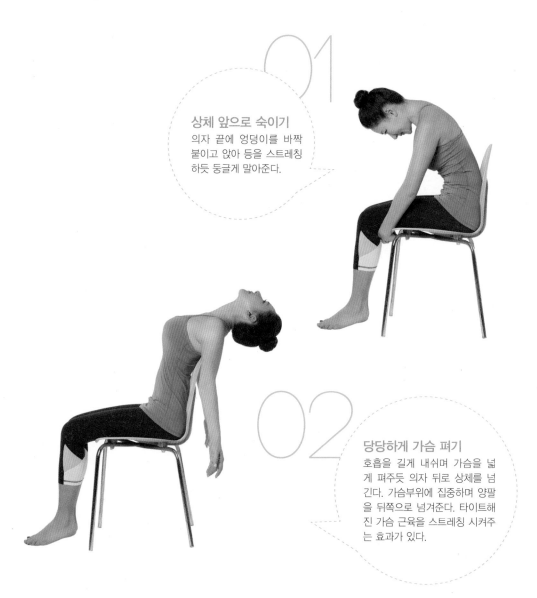

01

상체 앞으로 숙이기
의자 끝에 엉덩이를 바짝
붙이고 앉아 등을 스트레칭
하듯 둥글게 말아준다.

02

당당하게 가슴 펴기
호흡을 길게 내쉬며 가슴을 넓
게 펴주듯 의자 뒤로 상체를 넘
긴다. 가슴부위에 집중하며 양팔
을 뒤쪽으로 넘겨준다. 타이트해
진 가슴 근육을 스트레칭 시켜주
는 효과가 있다.

07 출렁이는 팔뚝과 어깨 운동법

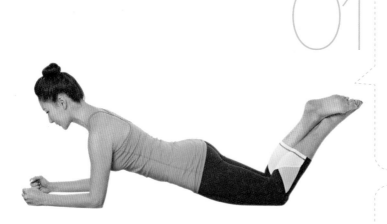

팔꿈치 대고 버티기

어깨와 직선으로 팔꿈치를 대고 두 무릎을 바닥에 대고 무릎을 구부린다. 발목을 꼬게 되면 엉덩이와 허벅지 안쪽근육을 조금 더 쓸 수 있다! 머리부터 무릎까지 일직선이 되도록 복부근육과 엉덩이 근육을 꽉 조여서 유지하고 팔꿈치로 바닥을 밀어내듯 버틴다. 자세를 유지하고 호흡을 약 10회 이상 반복한다.

근력을 활용한 전신운동

앞 동작을 잘 한다면 이제는 두 무릎을 펴고 발가락으로 바닥에 지지한다. 이번에는 머리부터 발 끝까지 일직선이 되도록 하고 복부와 엉덩이, 허벅지 안쪽근육을 수축시켜 유지한다. 호흡을 반복한다. 둔탁해진 어깨라인을 아름답게 만들 수 있으며 덤으로 복부나 엉덩이, 허벅지 안쪽까지 근육을 쓸 수 있는 전신운동의 효과가 있다.

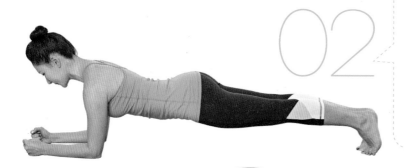

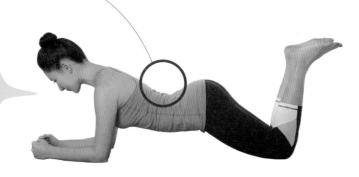

주의할 것!!!
NG 자세

복부가 풀리면 이렇게 된답니다. 허리에 무리가 갈수 있으므로 머리부터 무릎까지 일직선을 만드는 것에 집중할 것! 또한 팔꿈치로 바닥을 계속 밀어내는 것 또한 잊지 마세요!

Part 03

출산 후
두피관리로 풍성한
모발을 지키자

풍성하고 건강한 모발

출산 후 낙엽 떨어지듯 우수수 떨어지는 머리카락!

빼져나온 살은 옷으로 숨기고, 칙칙한 피부는

메이크업으로 감출 수 있다지만

메마르고 듬성듬성 휑한 두피는 무엇으로 감출 것인가!

산모라서 어쩔 수 없다는 생각은 어리석음을 넘어 위험한 포기다.

여성의 탈모는 자존감의 상실과 이어지기 때문이다.

탈모의 초기 증상을 파악하고 두피 케어로

풍성하고 건강한 아름다움을 경험하자.

From 양희정

01
CHAPTER

출산 후 탈모,
제대로 알고 준비하자

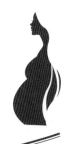

임신 후기에는 여성호르몬이 증가하면서 모발의 성장기가 유지되어 하루에 빠지는 모발 수가 줄어든다. 그러다 출산을 하고 나면 성장기의 모발과 정상적인 휴지기의 모발이 함께 빠지면서 급성 휴지기성 탈모가 온다. 보통은 휴지기 모발이 전체 모발의 10~15%이지만 출산 후 휴지기 모발은 심하면 40% 이상이 된다. 탈모의 증상은 주로 정수리 부위에서 나타나며 두상 전체에 나타나기도 한다. 출산 후 탈모 증상은 2개월에서 시작하여 6개월까지 지속된다. 그 이후에는 인체의 항상성으로 출산 후 호르몬도 정상적으로 되돌아가므로 탈모증상도 나아진다. 그러나 산모의 과로, 스트레스, 수면부족, 근육의 경직 및 혈액순환 장애, 영양의 불균형 등의 이유로 자기조절 능력이 떨어져 탈모의 상태가 지속되는 경우가 생긴다.

출산 후, 나의 두피 상태부터 확인하자

땅에 오염물질이 많고 건조하거나 지나치게 기름이 많으면, 또는 영양분이 부족하다면 나무는 건강하게 자라지 못한다. 모발도 마찬가지다. 두피에 영양이 부족하고 건조하면 모발이 점점 가늘어지면서 숱이 적어진다. 푸석푸석 건조해지면서 갈라진다. 오염물질이 많고 피지가 많으면 두피에서 냄새도 나고 염증도 나타난다. 이러한 두피 트러블이 지속되면 탈모가 될 수 있으므로 두피를 항상 건강히 유지해야 한다.

출산 후 6개월, 집중적인 두피관리가 필요하다

출산 후에 생기는 탈모는 시간이 지나면서 자연스럽게 정상으로 돌아온다. 출산 후 산모는 육아로 자는 둥 마는 둥 잠도 제대로 못 자고 아이 본다고 집안일을 안 할 수도 없고 내 몸을 내 맘대로 할 수 없는 피로와 시간에 대한 스트레스는 출산 후 탈모 회복력을 지연시킨다. 두피 관리는 물론 스트레스도 관리하여 모발의 성장주기가 빨리 정상으로 돌아올 수 있도록 해 탈모가 장기화되는 것을 막아야 한다.

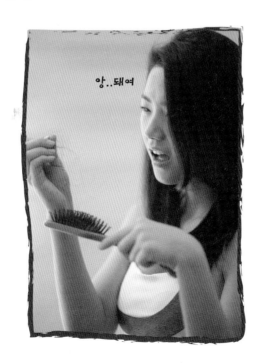

02
CHAPTER 아름다운 헤어를 위한
SECRET 솔루션

탈모, 두피 문제로 고민인 산모들에게
제시하는 안성맞춤 해결책

소중하고 예쁜 아이를 돌보는 것도 중요하지만, 산모의 건강과 아름다움 역시 중요하다.
출산 후 안티-스트레스 두피 관리로 자신감 넘치고, 행복한 엄마가 되자.

01 | 머리 감기부터 제대로 하자

1) 샴푸 습관만 바꿔도 두피는 건강해진다

얼굴관리의 시작이 올바른 세안법이듯 두피 관리의 시작은 올바른 샴푸 습관에서 시작된다. 머리카락이 많이 빠진다고 고민하는 대신 올바른 샴푸 습관으로 건강한 두피를 만들자.

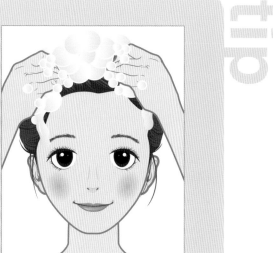

건강한 샴푸를 위한 팁!

1. 두피 타입에 맞는 샴푸를 선택하자
2. 샴푸는 아침보다 저녁에 하자
3. 충분한 거품과 3분 마사지
4. 샴푸 브러시를 이용해 세정력 UP
5. 흐르는 물에 깨끗하게 헹구자

2) 샴푸는 저녁에 하자

낮 동안 배출된 땀과 피지, 그리고 먼지와 오염 물질이 두피에 남아 모공을 막으면 엄청난 트러블과 염증을 유발시킨다. 이는 탈모에 많은 영향을 줄 수 있다. 그러므로 활동하고 난 후인 저녁에 샴푸 하는 것이 좋다.

특히, 아침에 샴푸를 했는데 오후가 되면 두피에서 냄새가 나거나, 피지 분비가 많아 모발의 스타일링이 잘 유지 되지 않거나, 헤어 스타일링 제품을 자주 사용하는 사람은 반드시 자기 전에 샴푸해야 한다.

샴푸의 목적

1. 과다한 각질과 피지를 제거해 두피를 청결히 유지

2. 마사지 효과로 두피 혈액순환 증진

3. 두피 냄새 제거, 균의 증식 환경 제거

4. 모발의 청결 유지

5. 탈모 예방

샴푸, 린스 등 세정작용에 필요한 화장품 성분 '계면활성제'의 작용

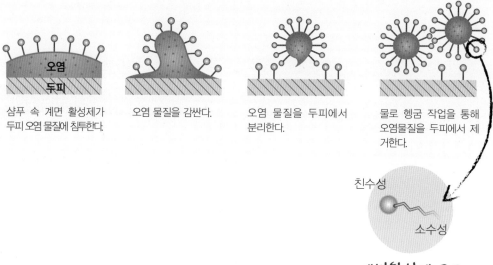

샴푸 속 계면 활성제가   오염 물질을 감싼다.   오염 물질을 두피에서   물로 헹굼 작업을 통해
두피 오염 물질에 침투한다.   분리한다.   오염물질을 두피에서 제
                                                                             거한다.

친수성

소수성

계면활성제 구조

계면활성제의 종류와 특징

 양이온성
계면활성제

- 유화, 소독, 정전기 발생억제
- 헤어 린스, 헤어트리트먼트

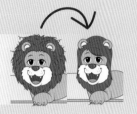

 음이온성
계면활성제

- 세정작용, 기포형성작용우수
- 헤어 샴푸, 클렌징폼

 양쪽성
계면활성제

- 세정작용, 피부독성이 적음
- 저 자극샴푸, 베이비샴푸

 비이온성
계면활성제

- 화장수의 가용화제,
  크림의 유화제, 분산제

3) 내 두피 타입에 맞는 샴푸를 선택하자

전문가의 도움을 받아 자신의 두피 타입을 정확하게 체크하여 두피에 맞는 샴푸를 사용하자. 두피도 얼굴처럼 엄연한 피부란 사실을 잊지 말아야 한다. 샴푸 할 때는 샴푸의 성분이 두피의 노폐물을 충분히 감싸 두피에서 분리될 수 있도록 충분히 거품을 낸 후 2-3분 정도 마사지 한다. 또한 샴푸의 잔여물이 두피에 남아있지 않도록 깨끗이 헹구어 내고 두피 건조 후 영양을 공급할 수 있는 토닉을 뿌려 흡수시켜 두피 건강을 회복시키자.

샴푸 시 물의 온도

얼굴을 세안할 때와 같은 미온수를 사용하자. 물의 온도가 차가우면 샴푸의 거품이 적어 두피 마사지 시 모발이 엉킬 수 있다. 너무 뜨거운 물은 두피와 모발이 손상된다.

샴푸 후 두피 건조

드라이어와 두피의 간격을 10cm 이상 두어 두피부터 건조시킨다. 찬바람과 미지근한 바람을 번갈아 사용하면 두피와 모발이 좀 더 빠르게 건조된다.

모발이 젖은 상태로 외출을 하거나 젖은 상태로 잠들지 않도록 한다. 모발이 젖은 상태에서 잠들면 세균이 증식하여 두피 염증 및 모발이 손상될 수 있으므로 반드시 잘 말린 후 잠자리에 들어야 한다.

건성 두피를 위한 촉촉한 솔루션

유·수분의 균형이 깨진 두피로 심하게 당기고 건조하다. 푸석푸석하고 얇은 각질이 많다. 건성 두피는 샴푸 후 4~6시간 이상이 지나도 두피가 건조하고, 모발이 윤기와 탄력이 없으며 푸석푸석하고 갈라지는 현상이 나타난다. 건성 두피용 샴푸를 무분별하게 사용하거나 두피에 각질이 생겼다고 제거하는 것보다 두피에 유·수분을 공급해주고 외부의 자극으로부터 방어능력을 키워주는 것이 좋다. 각질을 제거하려고 두피에 자극을 주고 잦은 스케일링을 하면 두피는 오히려 더 건조해지고 예민해질 수 있다. 샴푸 후 두피용 앰플 또는 헤어 토닉을 사용해 부드럽게 마사지하면서 확실하게 건조시키자.

지성 두피를 위한 상큼한 솔루션

샴푸 후 3-4시간만 지나도 정수리에 기름이 끼고 냄새가 난다면 지성 두피를 의심해 보자. 많은 피지 분비로 얼굴과 두피가 번들거리고 답답한 느낌이 들며 두피를 긁으면 염증 부위가 느껴져 아프기도 하다. 지성 두피는 피지와 각질이 뭉쳐 모공을 막고 털주머니에 염증이 생긴다. 이런 사람은 모발의 굵기를 가늘게 만들 수 있으며 세균감염으로 두피가 가렵고 끈적임 현상이 두드러지게 나타난다. 저녁에 지성 두피용 샴푸를 사용하고 심할 경우 하루에 2번 머리를 감자. 저녁에 샴푸 할 경우 본 샴푸가 들어가기 전 100원 동전 크기만큼의 샴푸를 덜어 두피를 마사지하여 애벌샴푸하고 깨끗이 헹구어낸 후 500원 동전 크기만큼의 샴푸를 덜어 같은 방법으로 2차 샴푸를 한다.

비듬 두피를 위한 깔끔한 솔루션

과다한 각질, 과다한 피지 분비, 비듬 균의 이상 증식에 의해 비듬이 발생되며 각질이 심하게 일어나는 것이 특징이다. 비듬이 모공을 막고 피지분비가 원활하지 못해 염증을 유발할 수 있다. 비듬이 있는 두피를 오래 방치하면 두피 건강상태가 나빠지면서 탈모를 일으키게 된다. 비듬이 있는 두피는 각질을 정돈하고 비듬 균을 억제시킬 수 있는 비듬 전용 샴푸를 일주일에 2-3회 정도 사용한다.

민감성 두피를 위한 해피 솔루션

전체 또는 부분적으로 민감하며 외부 자극에 대한 저항력이 약해 외부 물질에 대해 민감한 반응을 나타낸다. 두피가 따갑고 당기는 느낌이 들기도 하고 약한 자극에도 붉게 변하며 염증이 생기기도 한다. 몸과 마음의 피로, 스트레스, 긴장, 잦은 염색과 펌은 두피를 민감하게 하고 모발이 가늘어지게 한다. 민감성 두피 샴푸를 사용하여 미지근한 물로 머리를 감는다. 뜨거운 스팀과 사우나는 두피를 건조하게 하고 예민하게 하므로 피하는 것이 좋다. 단백질, 비타민은 두피를 건강하게 하므로 화장품으로 사용하고 음식으로도 충분히 섭취하자.

탈모 두피를 위한 건강한 솔루션

모발이 힘없이 가늘어지고 예전보다 비정상적으로 많이 빠져 정수리 중심으로 모발이 듬성듬성 하다면 탈모를 의심해보자. 전문가를 통해 두피 상태를 정확하게 진단하고 두피 관리 방법을 선택하는 것이 좋다. 자가 진단하고 자가 처방하는것은 위험하다. 건강한 신체에서 건강한 모발이 성장하고 유지되므로 올바른 식생활 습관과 운동 그리고 나의 두피에 맞는 화장품을 선택하여 열심히 홈 케어 하자. 탈모 샴푸는 매일 사용하지 말고 일주일에 2-3회 정도만 사용하자.

4) 린스와 트리트먼트 사용 방법

린스는 정전기를 방지하고 유분을 공급하여 모발에 윤기를 주고 촉감을 증진시킨다. 린스는 두피에 자극을 줄 수 있으므로 모발에만 사용한다. 샴푸 후 모발의 물기를 짜내고 린스를 바른 후 1분 후 잔여물이 남지 않도록 깨끗이 헹구어낸다.

트리트먼트는 모발의 표면(모표피)을 코팅, 모발의 안쪽(모피질)에 단백질과 영양분을 공급하여 모발 손상을 예방한다. 두피에는 제품이 닿지 않도록 주의하면서 많이 상한 모발의 끝부분부터 바른다. 손바닥의 온도를 사용해 모발을 감싸 쓰다듬듯이 마사지 한다. 머리에 헤어캡을 감싼 후 따뜻한 수건으로 덮어 샤워하는 동안 3-5분 정도 유지한다. 샤워 후 모발에 트리트먼트의 잔여물이 남지 않도록 깨끗이 헹구어내면 부드럽고 윤기 나는 모발로 되돌릴 수 있다.

무엇부터 써야하지?

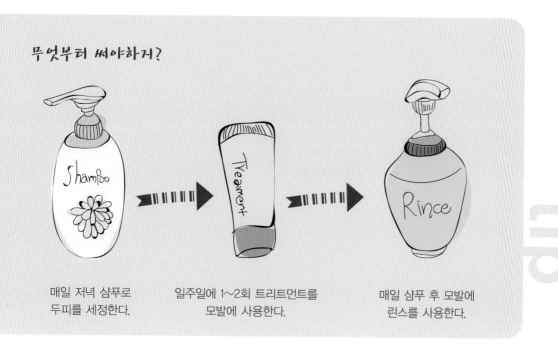

매일 저녁 샴푸로
두피를 세정한다.

일주일에 1~2회 트리트먼트를
모발에 사용한다.

매일 샴푸 후 모발에
린스를 사용한다.

5) 샴푸, 3분의 노력이 기적을 만든다

버블버블 충분한 거품 만들기

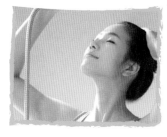

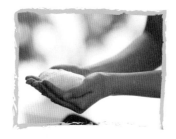

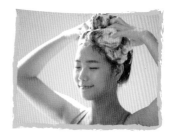

1. 두피와 모발 적시기
두피에 미온수를 적용하여 1차 세정
하기

2. 샴푸 거품 만들기
500원 동전 크기 정도 샴푸의 양을
덜어 손바닥에서 거품 만들기

3. 샴푸 및 거품 내기
샴푸를 두피에 바른 후 거품이 충분
히 생기도록 마사지 하기

조물조물 샴푸 테크닉

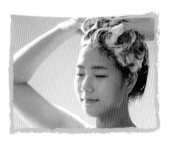

1. 앞머리 부위를 양손가락을 가볍게 펼쳐 깍지끼듯이 마사지한다.

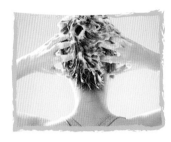

2. 뒷머리 부위를 양손가락을 가볍게 펼쳐 지그재그 마사지한다.

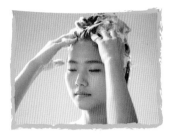

3. 앞머리 부위를 네 손가락의 지문 면으로 페이스라인에서 정수리 방향으로 지그재그 마사지한다.

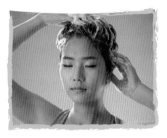

4. 옆머리에서 앞머리까지 네 손가락의 지문으로 지그재그로 문지르기를 한다. 오른쪽, 왼쪽 부위를 천천히 여러 번 반복한다.

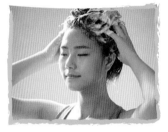

5. 정수리 부분으로 끌어당기듯 쓸어 올린다.
이마에서 정수리, 귀 위에서 정수리, 목에서 정수리 쪽으로 두피를 지긋이 누르며 쓸어 올린다.

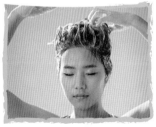

6. 손가락의 지문면을 사용하여 두피를 가볍게 두드려 준다. 양손을 번갈아가며 해준다.

쓱쓱싹싹 샴푸 브러시 마사지

손가락의 지문면을 사용하여 마사지 후 샴푸 브러시를 사용하여 다시 마사지를 한다. 두피를 부드럽게 자극하여 혈액순환을 도와주고 모발 사이사이까지 꼼꼼히 세정하여 두피를 깨끗하게 한다.

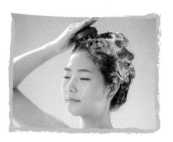

1. 이마에서 정수리 방향으로 부드럽게 쓸어 올리는 동작을 여러 번 반복한다.

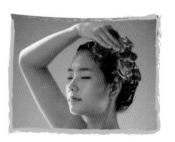

2. 귀 윗부분에서 정수리 방향으로 부드럽게 쓸어 올린다.

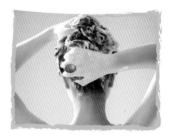

3. 목 부분의 헤어라인에서 정수리 방향으로 부드럽게 쓸어 올린다.

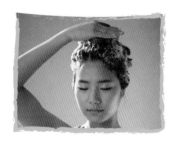

4. 정수리 중앙 부위의 백회 지압점을 지긋이 눌러준다.

뽀송뽀송 샴푸 마무리

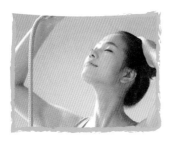

1. 두피 세정 샴푸의 잔여물이 남아있지 않도록 꼼꼼히 헹군다. 손가락을 모발 사이에 넣어 두피를 살살 문질러주듯이 마사지하면서 헹구는 것이 좋다.

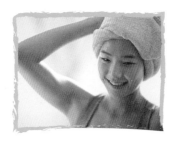

2. 수건 건조 수건으로 물기를 제거한다. 수건으로 모발을 비비면 모발의 큐티클 층이 손상되므로 꾹꾹 눌러주듯이 물기를 제거한다.

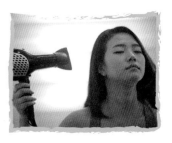

3. 두피 건조 적외선 드라이기를 사용하여 두피부터 건조시킨다.

02 | 매일 브러싱 마사지로 두피를 건강하게 하자

샴푸 전, 1분 브러싱 마사지로 혈액순환 촉진

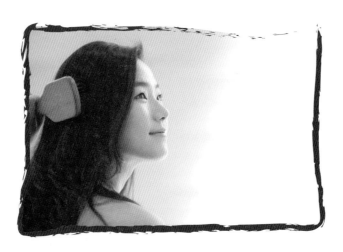

브러싱 마사지

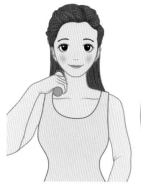 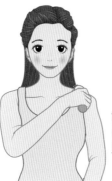 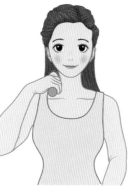 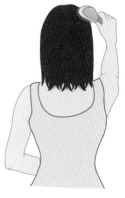

1. 정수리 부위의 백회 지점을 지긋이 눌러 준다.

2. 브러시 끝을 사용하여 어깨를 지긋이 눌러 준다.

3. 림프 순환을 도와주기 위해 브러시로 목 측면을 쓰다듬어 준다.

4. 헤어 라인에서 정수리 쪽으로 쓸어 올리듯이 꼼꼼히 빗질한다.

tip

브러시 선택 방법

금속이나 플라스틱 재질의 브러시는 모발의 정전기를 유발하여 두피, 모발을 손상시킬 수 있다. 나무 재질과 빗살이 듬성한 브러시를 선택하자.

브러시로 두피를 두드리는 것은 NO!

혈액순환을 촉진시키고자 브러시로 두피를 두드리면 오히려 두피가 자극 받아 모근이 손상된다.

모발을 건조 후 브러싱 하자

모발의 표면을 보호하고 있는 모표피(큐티클)는 물리적인 자극에 약하므로 모발을 수건으로 비비면서 건조시키지 말자. 젖은 상태에서 빗질하는 것은 큐티클 손상으로 모발이 거칠어 질 수 있으므로 빗질은 모발이 마른 상태에서 한다.

03 깨끗한 모근을 위한 두피 스케일링

홈 스케일링으로 두피 청소

두피의 잔여물이나 노화 각질 등의 노폐물이 많이 쌓이면 모공을 막아 트러블을 일으키거나 화장품 흡수 및 영양 물질의 침투를 저해시킨다. 탈모 두피의 경우 염증이 동반된다면 증상이 더 악화될 수 있다. 두피 스케일링을 통해 모공을 깨끗이 하고 피지 분비를 조절하여 건강한 두피를 유지할 수 있다.

두피는 표피, 진피, 피하지방 층으로 되어 있다. 표피는 각질층, 투명층, 과립층, 유극층, 기저층의 5개의 층으로 보호, 흡수, 분비, 배출, 호흡, 비타민D 합성 등의 기능이 있다. 표피의 기저층 세포가 유극층, 과립층, 각질층까지 모양과 특성이 다르게 분화되어 각질로 떨어지는 과정을 각화라 한다. 두피는 노화된 각질이 떨어지고 새로운 세포가 생성하는 과정을 28일 주기로 반복한다. 나이가 들거나 반복적인 자극, 화장품 잔여물, 분비물의 영향 등의 이유로 노화 각질이 두껍게 쌓여 노폐물의 배출 및 화장품의 흡수가 잘 안될 때, 두피 스케일링 통해 영양 성분의 흡수를 돕고 두피를 깨끗하게 관리할 수 있다.

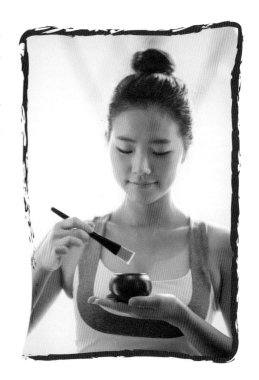

tip

두피스케일링 준비물

스케일링 제품, 팩 브러시, 유리볼

1. 두피 스케일링 제품을 준비한다.
2. 모발을 4등분으로 블로킹을 나눈다.
3. 유리볼에 제품을 덜어 팩 브러시를 사용해 모발을 1cm 간격으로 구역을 나누며 스케일링 제품을 바른다.
4. 5분~10분 정도 지난 후 물로 깨끗이 헹구어낸다.
5. 두피 스케일링 제품 사용은 주 1회가 적당하며 두피가 예민한 경우는 사용하지 않는다.

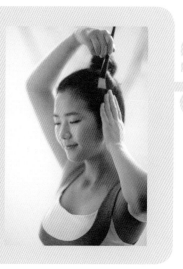

04 휴식과 마사지로 스트레스를 날리자

1) 스트레스를 날리는 두피 마사지

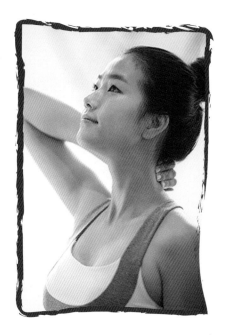

두피 마사지는 혈액순환을 증진시키고 뇌의 산소 공급을 도와주어 성장에 도움을 준다. 경직된 두피를 마사지를 통해 이완시키면 심리적인 안정감을 주어 스트레스 완화 및 편안한 숙면을 유도 한다. 두피 마사지의 핵심은 혈액순환을 증진시켜 두피와 모근을 강화시켜 건강한 모발이 자라날 수 있도록 하는 것이다. 손가락 지문면을 이용해 두피의 중요 경혈점을 자극하고, 경직된 근육을 이완시켜 두피의 긴장을 풀어주면 머리가 한결 가볍고 상쾌해지며 혈액순환이 좋아져 얼굴 또한 가볍고 맑아진다. 두피를 강하게 자극하는 것보다 부드러운 터치가 더욱 안정감을 주며 좋아하는 아로마 향을 함께 사용하면 기분전환에도 효과적이다.

두피 마사지
미리 알아두면 좋은 두피 경혈점

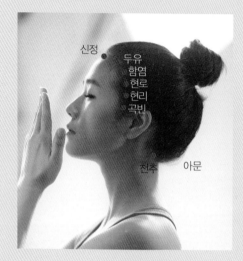

신정
두유
함염
현로
현리
곡빈
천추　아문

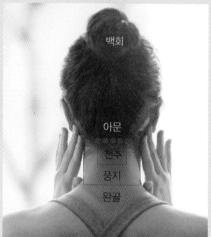

백회
아문
천주
풍지
완골

두피 부위별 명칭

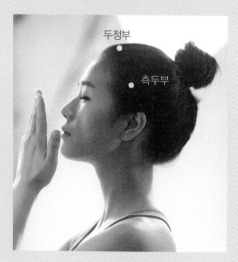

두정부
측두부

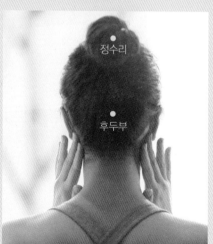

정수리
후두부

두피를 위한 특별한 시간, 하루 3분 안티 스트레스 마사지

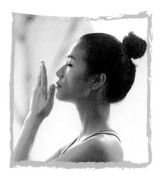

1. 아로마 터치

양손을 마찰하여 손의 온도를 높인다. 좋아하는 아로마를 선택하여 손끝에 바른다. 눈을 감고 향을 느낀 후 모발을 쓰다듬어 준다.

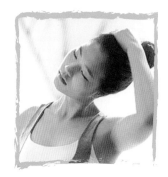

2. 목 옆으로 스트레칭

오른손으로 왼쪽 옆머리를 잡는다. 오른쪽 방향으로 천천히 당기고 10초 동안 유지한다. 왼쪽 어깨를 아래로 당겨 위로 올라오지 않도록 한다. 왼쪽도 같은 방법으로 스트레칭한다.

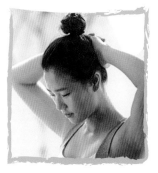

3. 목 앞으로 스트레칭

깍지 낀 양손으로 뒷머리를 잡는다. 턱이 가슴에 닿을 정도로 당기고 10초 동안 유지한다.

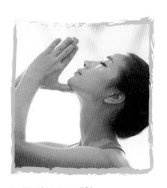

4. 목 뒤로 스트레칭

양손을 겹친 후 엄지로 턱 밑을 잡는다. 턱을 위로 쭉 밀어 올리고 시선은 위로 한다.

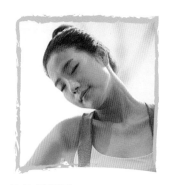

5. 목 회전하기

목을 천천히 오른쪽 방향으로 회전한다. 몸은 고정시키고 목만 점점 큰 원을 그리듯이 회전한다. 같은 방법으로 왼쪽 방향으로 회전한다.

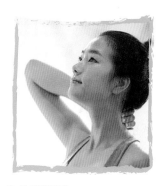

6. 목 주무르기

손바닥으로 뒷목을 감싼 후 부드럽게 주물러 준다.

두피 경혈점 누르기

손가락 지문을 사용에 두피와 얼굴의 경혈점을 지긋이 3초 동안 누르고 부드럽게 원을 그리며 마사지 한다.

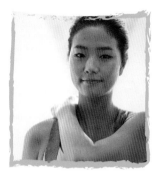

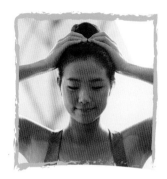

1. 목과 어깨 주무르기
손바닥의 통통한 부위를 사용하여
목과 어깨 부위를 풀어준다.

2. 백회 누르기
손가락의 지문 면을 이용하여 백회
지압점을 눌러준다.

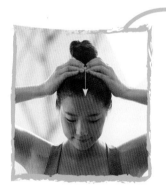

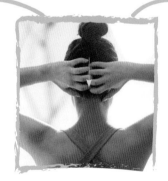

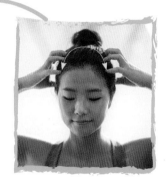

3. 두피전체 +자 모양으로 누르기
양손을 깍지 껴 정수리 중심부위에서 전두부까지, 그리고 정수리 중심부에서 후두부까지 눌러준다.
정수리 부위에서 귀 옆 지점까지 측두부를 지긋이 눌러준다.

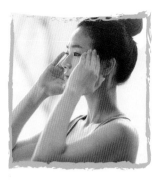

4. 태양혈 누르기

손가락의 지문 면을 사용하여 눈꼬
리와 헤어 라인의 중앙 부위인 태양
혈을 눌러준다.

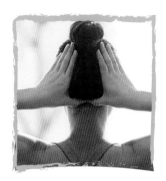

5. 아문 지압점 누르기

엄지로 목과 헤어 라인의 경계인 아
문을 눌러준다.

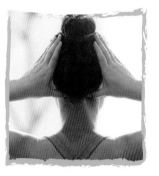

6. 천주, 풍지 지압점 누르기

엄지를 사용하여 아문 양 옆의 천주
그리고 풍지 순으로 눌러준다.

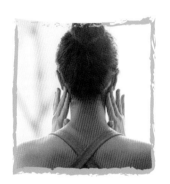

7. 완골 지압점 누르기

중지와 검지를 사용하여 귀 뒤 돌기
안쪽의 완골 지점을 둥글게 원을 그
리며 눌러준다.

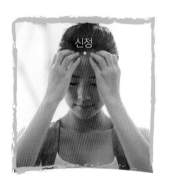

신정

8. 신정 지압점 누르기

앞쪽 헤어 라인 중앙 부위인 신정을
검지와 중지를 사용하여 둥글게 원
을 그리며 눌러준다.

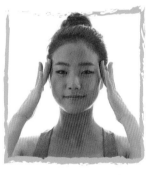

9. 두유에서 곡빈까지 누르기

검지와 중지를 겹쳐 두유에서 곡빈
까지 둥글게 원으로 그리며 눌러준다.

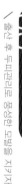

두피와 귀 테크닉

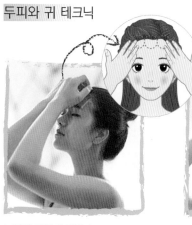
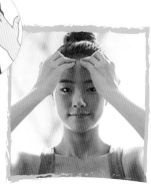
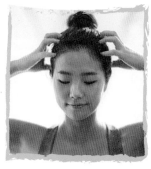

1. 헤어 라인 쓰다듬기
네 손가락의 지문 면을 사용하여 헤어라인 중앙에서 바깥쪽으로 원을 그리며 부드럽게 쓰다듬어준다.

2. 머리 앞면 쓰다듬기
네 손가락을 벌려 헤어 라인에서 정수리 중앙 부위까지 쓸어 올린다.

3. 머리 측면 쓰다듬기
네 손가락을 귀 옆에 밀착하여 정수리 중앙 부위까지 쓸어 올린다.

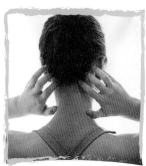
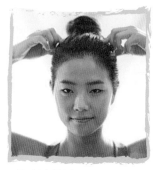
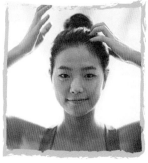

4. 머리 뒷면 쓰다듬기
네 손가락을 목 뒤 헤어 라인에서 정수리 중앙 부위까지 쓸어 올린다.

5. 두피 집어주기
엄지와 검지를 사용하여 머리 근육을 부드럽게 모아 집어 준다.

6. 두피 두드리기
손가락의 지문 면을 사용하여 앞머리, 뒷머리, 옆머리 순으로 부드럽게 두드린다.

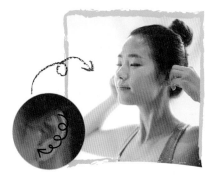
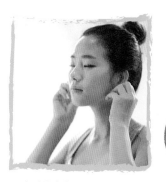
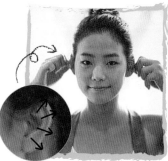

7. 귀 쓰다듬기
가볍게 주먹을 진 후 귀를 감싸 검지 측면을 사용하여 귀 전체를 둥글게 원을 그린다.

8. 귀 지압하기
엄지와 검지로 귀를 잡고 귀의 바깥쪽과 안쪽을 지압한다.

9. 귀 늘려주기
검지로 귀를 쓰다듬으며 안쪽에서 바깥쪽으로 부드럽게 당겨 늘려준다.

얼굴 테크닉

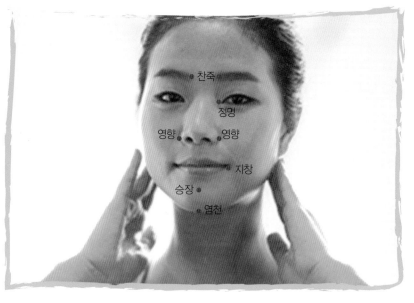

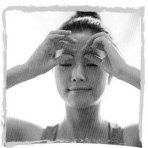

눈썹 집어주기

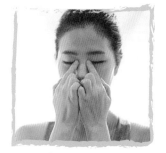

찬죽, 정명 누르기

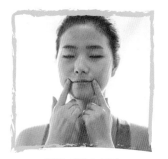

영향, 지창 누르기

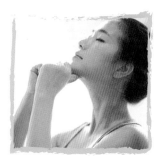

승장, 염천 누르기

05 | 활력과 영양으로 모발을 살리자

균형 잡힌 식품으로 두피를 건강하게 하자

어떤 식품을 섭취하느냐에 따라 신체의 영양상태가 달라진다. 신체의 영양 불균형 상태는 피부와 두피, 모발에도 영향을 준다. 건강한 신체와 두피, 모발을 유지하고 탈모를 예방하기 위해선 올바른 영양섭취가 중요하다.

건강한 신체는 건강한 두피와 모발을 만든다

두피와 모발도 사람의 몸을 구성하고 있는 인체의 일부이다. 올바른 지식을 통해 균형 있는 식습관은 건강한 두피를 만들고 탈모를 예방할 수 있다.

모발은 80~90%가 케라틴 단백질로 구성되고 1~9의 지질, 10~15%의 수분, 3%미만의 멜라닌 색소, 0.6~1%의 미량원소로 구성되어 있다.

현대인은 몸이 원하는 건강한 음식보다 기분에 따라 먹고 싶은 음식을 섭취하고 음식을 통해 스트레스를 풀기도 한다. 그러나 건강한 신체를 유지하려면 지혜롭게 먹고 효과적인 영양섭취를 해야 한다. 그러기 위해선 영양소에 대한 올바른 지식 습득이 필요하다.

1) 건강한 모발을 위한 식생활 습관

식생활 습관을 바꾸자

고단백, 고칼로리인 동물성 단백질이나 지방의 과다섭취로 인한 동맥경화, 심장병, 고혈압, 비만 등의 생활습관으로 생기는 병은 모발에 나쁜 영향을 끼친다. 혈관과 밀접한 관련이 있는 고혈압, 동맥경화 등은 과산화지질이 혈관에 부착하여 혈액을 오염시키고 피의 흐름이 나빠지며 나아가 모발을 생성하는 모모 세포에 영향을 끼쳐 세포증식기능의 저하를 가져오며 그로 인한 모발의 노화가 촉진되기 때문이다.

인스턴트식품 섭취를 줄이자

인스턴트 식품이 몸에 안 좋다는 건 누구나 아는 사실이다. 알면서도 편안하고 빠르게 입이 원하는 유혹을 참기 힘든 경험을 해보았을 것이다. 그러나 인스턴트식품의 과잉섭취는 인체에 유해한 성분이 체내에 흡수, 축적되어 내장 세포에 악영향을 끼쳐 결국에는 모발에도 그 영향이 미친다.

무리한 다이어트를 하지 말자

모발을 아름답고 건강하게 유지하기 위해서는 균형 잡힌 영양소가 필요한데 무리한 다이어트로 인하여 필요 영양소 결핍으로 인한 탈모를 초래할 수 있다.

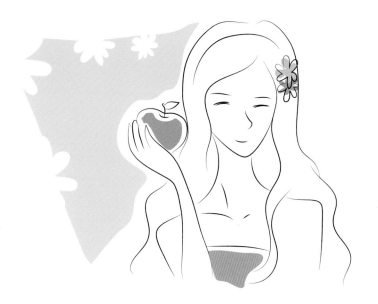

2) 두피 건강에 좋은 영양소과 권장식품

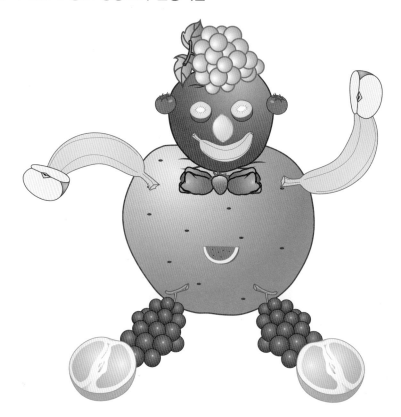

단백질은 두피와 모발의 주요 성분

단백질 섭취는 인체의 영양에 매우 중요한 역할을 하지만 모발에 있어서도 그 중요성은 마찬가지다. 왜냐하면 모발의 주성분은 케라틴 단백질(약90%)로서 18종의 아미노산으로 구성되어 있으며, 특히 황(S)이 포함된 시스틴이 많이 함유되어 있다.

단백질 섭취가 부족하면 모발의 노화 현상이 촉진된다. 그러므로 단백질이 풍부한 육류, 생선, 우유, 달걀, 콩, 두부 등을 섭취하여 모발에 영양을 지속적으로 공급하는 것이 중요하다.

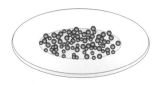
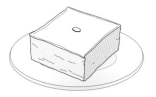

단백질 합성에 필요한 비타민

비타민은 단백질이 합성될 때 조효소 작용을 한다. 아무리 질 좋은 단백질을 섭취해도 몸속에 비타민이 부족하면 단백질 합성이 잘 이루어지지 않아 몸을 구성하는 체 단백질을 만들지 못한다. 또한 비타민은 항산화 작용을 통해 두피와 모발을 건강하게 유지시켜 준다. 그러므로 건강한 두피와 모발을 위해서는 균형 잡힌 비타민 섭취가 중요하다.

피부의 건조함과 탈모 예방 및 피부 면역력에 좋은 비타민 A

당근 / 시금치 / 호박

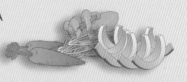

비듬이 많은 두피에는 비타민 B

콩류 / 마늘 / 현미 / 돼지고기

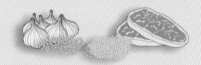

스트레스 예방하는 항산화 비타민, 백모현상을 억제하는 비타민C

딸기 / 레몬 / 토마토 / 피망 / 녹황색야채

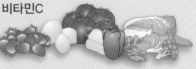

모발 재생과 두피의 혈액순환을 돕는 비타민D

달걀노른자 / 표고버섯 / 소간

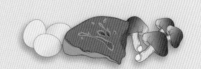

건강한 모발 성장에 도움 되는 비타민E

땅콩 / 치즈 / 콩류 / 참깨

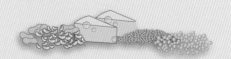

두피 건강을 위한 필수지방산

필수지방산은 우리 몸에 반드시 필요한 물질이지만 체내에서 충분히 합성되지 않아 식품을 통해 섭취해야 한다. 필수지방산이 부족하면 피부가 건조해 거칠어지고 습진성 피부염이 나타난다. 필수지방산은 등푸른 생선, 견과류에 많으므로 두피 건강을 위해 챙겨 먹자.

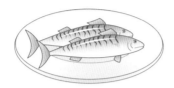 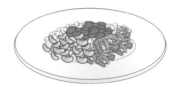

모발에 도움을 주는 무기질, 아연

모발의 영양과 관계가 깊은 무기질은 요오드, 철, 칼슘, 아연이다. 무기질이 많이 포함된 음식은 미역, 다시마 등 해조류가 있다. 해조류에 풍부한 요오드, 철, 칼슘 등은 두피의 신진대사를 원활하게 한다. 특히 요오드는 갑상선 호르몬 분비를 촉진시키므로 모발의 성장을 도와준다. 아연은 모발을 윤기 있고 튼튼하게 하며 흰머리 예방에 좋다. 아연이 심하게 결핍되면 탈모가 일어나며 피부질환이나 야맹증을 일으킨다. 아연이 풍부한 권장식품으로는 굴, 쇠고기, 달걀노른자, 돼지고기, 생선, 조개류, 간, 시금치, 콩류 등이 있다.
아연은 탈모를 예방해주는 효과가 있지만, 지나치게 섭취하면 면역기능 감소 및 경련, 현기증을 유발할 수 있다. 한 가지 식품을 많이 섭취하기 보다는 균형 잡힌 영양 섭취가 중요하다.

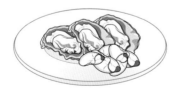 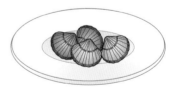

06 두피와 모발을 위한 적절한 트리트먼트

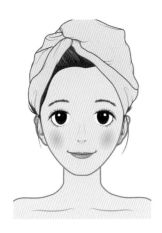

1) 자외선에 지친 두피와 모발을 보호하라

빛에 노출되어 피부가 건조해지고 예민해지는 것을 예방하기 위해 자외선 차단제를 바른다. 두피도 피부처럼 사랑해주고 꾸준히 관리해주면 건강한 두피를 유지할 수 있다. 자외선에 지친 두피를 촉촉하고 생기 넘치는 건강한 두피와 모발로 가꾸어주자.

2) 두피도 피부다

강한 자외선은 피부에만 자극을 주는 것이 아니라 두피에도 자극을 준다. 출산 후 적당한 산책과 자외선 노출은 비타민D를 합성시켜 면역력이 좋아지고, 산모의 기분전환에 좋다. 그러나 오랫동안 자외선에 노출되어 자극을 받으면 수분증발 현상이 나타나 두피와 모발이 거칠고 건조해진다. 지속적인 자극은 두피가 예민해지고 심한 경우 가려움증을 동반하기도 한다. 또한 수영장의 염소 소독약과 바닷가 소금물에 젖은 모발이 자외선에 오래 노출되면 모발의 보호막인 큐티클층이 손상된다. 단백질을 약화시켜 모발이 푸석푸석해지고 힘이 없어져 심한 경우 탈색되기도 한다.

3) 두피도 자외선 차단제가 필요하다

두피와 모발도 피부처럼 자외선 차단제를 바르고 외출하면 두피와 모발의 손상을 예방할 수 있다. 자외선에 노출된 후에는 두피에 수분과 영양을 충분히 공급해주고, 모발 전용 트리트먼트 제품을 충분히 발라준다.

4) 장시간 야외 활동 시에는 모자를 쓴다

자외선이 강한 계절에 장시간 야외 활동을 할 때는 꼭 모자를 착용하는 것이 좋다. 너무 꽉 끼는 모자는 혈관과 근육을 압박해 혈액순환이 잘 안 된다. 두피가 숨을 쉴 수 있도록 머리에 맞는 모자를 선택한다. 머리 윗부분이 뚫려있는 것보다는 완전히 가릴 수 있는 챙이 넓은 모자를 사용해야 한다.

5) 자외선에 자극 받은 두피를 관리하는 홈 케어

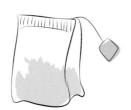

손상된 모발을 위한 녹차팩

재료: 녹차 가루 1큰술, 계란노른자 1개, 유리볼, 샤워캡, 스팀타월

▶ 유리볼에 계란 노른자와 녹차 가루를 섞어 걸쭉하게 만든다.

▶ 빗으로 모발을 조금씩 나누어 모발 전체에 바른다.

▶ 샤워캡으로 머리를 감싸고 스팀타월을 올려준다.

▶ 15분 정도 지난 후 깨끗이 헹궈준다.

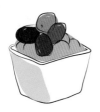

건조한 모발을 위한 올리브오일

재료: 올리브오일, 플레인 요구르트, 유리볼, 샤워캡, 스팀타월

▶ 유리볼에 플레인 요구르트와 올리브오일을 1:1로 섞어준다.

▶ 샴푸 후 빗으로 모발을 조금씩 나누어 모발 전체에 바른다.

▶ 샤워캡으로 머리를 감싸고 스팀타올을 올려준다.

▶ 15분 정도 지난 후 깨끗이 헹궈준다.

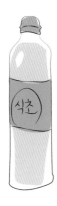

윤기를 주기 위한 식초 린스

재료: 식초

▶ 평소에 사용하던 샴푸를 이용하여 깨끗이 머리를 감는다.

▶ 마지막 헹굼 물에 식초를 2~3방을 떨어뜨린 후 모발을 담근다.

▶ 모발을 빗질하듯이 마사지 후 깨끗이 헹구어낸다.

Q & A

Q. 모발이 많이 빠지면 무조건 탈모일까요?

A. 동양인의 모낭은 10만개 정도로 모발의 개수가 10~12개 정도 된다. 이 중에서 머리를 감을 때, 빗질할 때, 쓰다듬을 때 등 40~100개의 모발이 매일 빠진다. 이는 자연스러운 현상으로 시간이 지나면 빠진 자리에 다시 모발이 자라나 거의 일정량의 모발을 유지하게 된다.

하루에 빠지는 모발양 계산해 볼까?

동양인의 모발 개수를 10만개로 보았을 때

성장기의 모발을 85% (모발의 개수는 약 85,000개)

퇴행기, 휴지기의 모발을 15% (모발의 개수는 약 15,000개)

퇴행기, 휴지기의 모발은 약한 자극에도 탈락되는 모발이며 유지 기간이 약 3~5개월 정도

$$\frac{\text{휴지기의 모발 15,000개}}{\text{휴지기의 유지기간 5개월}} = 3,000$$

즉, 한 달 사이에 빠지는 모발의 개수는 약 3,000개

1일 탈모수를 알기위해 다시 30일로 나누면 하루에 빠지는 모발은 약 100개

정상인의 1일 탈모 수는 약 100개 정도이다.

Q. 모발에도 수명이 있나요?

A. 모발은 일정한 주기로 성장하고 빠지기를 반복한다. 모낭(털주머니)에서 성장기, 퇴행기, 휴지기를 거쳐 모발이 빠지고, 발생기를 통해 빠진 자리에서 새로운 모발이 자라는 것을 모발의 성장주기(hair growth cycle)라 한다.

전체 모발의 85~90%는 모발이 성장하는 성장기 단계, 1%는 모발이 성장을 멈추는 퇴행기 단계, 10~15%는 모발이 완전히 성장을 멈추고 빠지는 휴지기 단계이다. 퇴행기와 휴지기의 모발은 아주 약한 자극에도 쉽게 빠진다. 각 단계별로 지속되는 기간이 있고 한 개 모낭의 모주기는 평생 20~25회 정도 반복되므로 그 횟수가 다 채워지면 모발은 더 이상 나지 않게 된다.

털 주머니에서의 모발의 성장주기

모낭마다 성장주기는 다르며 지속기간도 다르다.

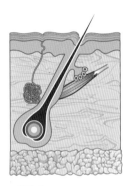 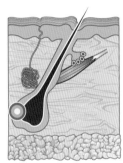 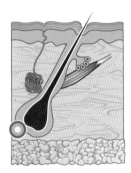 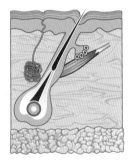

성장기
- ▶ 모발이 성장하는 단계
- ▶ 모발의 세포 분열 왕성
- ▶ 지속기간: 2~7년
- ▶ 전체 모발의 85~90%

퇴행기
- ▶ 모발이 성장을 멈추고 쉬는 단계
- ▶ 모모세포(모발을 만드는 세포)의 세포 분열 멈춘 상태
- ▶ 지속기간: 3~4주
- ▶ 전체 모발의 1%

휴지기
- ▶ 모발이 완전히 성장을 멈추고 빠지는 단계
- ▶ 모낭과 모유두 분리
- ▶ 지속기간: 3~5개월
- ▶ 전체 모발의 10~15%

발생기
- ▶ 모발이 빠진 자리에서 새로운 모발이 발생하는 단계

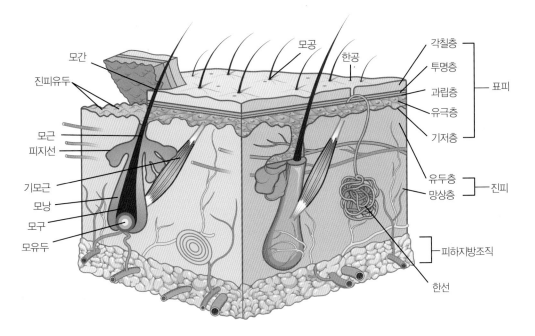

Q. 동물의 털갈이와 사람의 털갈이는 왜 다를까요?

A. 동물의 털은 모낭의 모주기가 모두 같아 일시에 빠지고 다시 생긴다. 사람의 모발은 모낭마다 성장주기가 달라 모발이 빠지더라도 성장기의 모발이 있으므로 외관상 큰 변화를 느끼지 못한다. 만약 사람의 모주기가 동물과 같다면 2~7년마다 모발이 홀러딩 빠지는 시기가 오므로 현대인들의 극심한 스트레스인 탈모 고민은 없었을 것이다. 이러한 모발 성장주기는 유전, 호르몬, 건강상태, 식생활습관, 스트레스, 혈액순환 정도, 노화 정도에 따라 다르게 나타난다.

Q. 흰머리, 뽑을까요? 말까요?

A. 모낭은 엄마 뱃속에서 이미 결정되며 한 개의 모낭에서 모발의 발생과 탈모는 평생 20~25회 반복하며 이것을 모주기라 한다. 흰머리가 보기 싫다고 뽑아버리면 20~25회의 모주기 반복 횟수 중 1회가 없어진 상태가 되는 것이다. 한 가닥의 흰머리라도 뽑는 것보다 두피관리를 통해 건강한 모발이 자라날 수 있도록 하자. 그렇다면 여기서 잠깐! 모발의 개수를 결정하는 모낭은 엄마 뱃속에서 이미 결정된다. 임신 9주~12주면 모낭이 형성되고, 이미 출생 전 모발의 개수는 정해진다. 아이가 백일일 때 머리카락을 밀어주면 숱이 많아진다는 속설을 믿고 머리카락을 밀어버리는 행동은 전혀 도움을 주지 않는다. 아이는 통증에 민감하니 억지로 모발을 자르는 공포감으로 스트레스를 주지 말자.

부록

베이비마사지,
제대로 알고 따라하자

마사지는 사랑이다!

"휴먼터치! 아이와의 의사소통?"

베이비마사지는 촉각을 통한 아이와의 소통 수단이다.

아이를 위한 매일 3분의 휴먼터치! 아이와의 눈 맞춤, 가족의 음성, 부드럽고 따뜻한 터치를 통한 소통은 아이의 성장발달과 면역력 증진에 긍정적인 효과를 준다.

엄마·아빠의 친숙하고 부드러운 손길과 호흡, 심장박동, 향기는 통증신호가 뇌에 도달하는 것을 차단하는데 도움을 준다. 아이는 얼굴을 쓰다듬거나 머리를 쓰다듬으면 감촉이 느껴지는 쪽으로 고개를 돌리고 젖꼭지를 입 근처에 대면 촉감을 감지해 젖을 물고 빠는 행위를 한다. 이러한 아이를 보면 본능적으로 아이를 쓰다듬고 감싸 안으며 미소를 짓게 된다.

촉각은 가장 먼저 발달하는 감각기관으로 아이의 의사소통 수단이 되며, 촉각을 통한 피부 자극이 뇌에 영향을 미쳐 긍정적인 감성으로 엄마아빠의 사랑을 기억한다.

꾸준한 베이비마사지는 아이와 가족의 관계, 아이의 성격 발달과 타인과의 관계 형성에도 도움을 준다. 몸의 각 반사점을 누르고 자극함으로써 건강한 아이로 성장시키는 베이비마사지 방법을 소개하고자 한다.

From 양희정

베이비 마사지, 꼭 필요한가

1) 엄마·아빠와의 손을 통해 사랑을 느껴요

사랑받는 아이로 자라게 하고 싶다면 먼저 사랑을 느끼게 해야 한다. 엄마·아빠의 손을 통한 신체적 접촉으로 아이는 새로운 감각, 감정, 소리, 향을 경험하게 되고 엄마·아빠의 부드러운 터치는 깊은 정서적 관계와 긍정적인 관계를 형성한다. 정서적으로 편안한 상태를 만들기 위해선 엄마·아빠의 기분이 중요하다. 엄마·아빠의 기분이 아이에게 영향을 미칠 수 있으므로 현재 엄마·아빠의 몸과 마음이 피로한 상태라면 잠깐 휴식을 취한 후 마음이 편안한 상태에서 마사지를 해주는 것이 좋다.

2) 혈액순환을 증진시켜요

몸의 말단에서 심장의 방향으로 쓰다듬고 피부를 부드럽게 자극하면 혈액순환에 도움을 줄 수 있다. 혈액순환은 물론 신경계에도 자극을 주어 감각 기능도 활성화시킨다.

3) 심리적으로 편안한 안정감을 줘요

엄마·아빠와의 편안한 피부 접촉을 통한 마사지는 스트레스 호르몬 분비를 감소시켜 불안감을 줄이고 안정감을 준다. 신경계는 피부와 같은 곳에서 발달되었으므로 마사지를 해주는 것은 신경계를 어루만져주는 것으로 촉각을 통한 감각기능 자극에도 도움을 줄 수 있다. 아이가 좋아하는 편안한 음악이나 엄마의 목소리로 불러주는 노래는 아이의 스트레스를 감소시키고 편안한 감정을 갖는데 도움이 된다.

4) 면역력이 좋아져요

베이비마사지를 통해 엄마·아빠의 손이 닿으면 아이의 몸은 따뜻해지고 따뜻한 몸은 아이의 면역력을 증진시킨다. 마사지를 통해 소화기능이 촉진되어 배설까지 수월해짐으로써 아이가 더욱 건강해진다.

5) 새근새근 잠을 잘 자요

베이비마사지를 받으면 생체리듬
이 조절된다. 질 좋은 수면을 유도
하는 멜라토닌의 분비가 촉진되어
아이의 수면 시간이 늘어나고 스
트레스 호르몬 양도 줄어든다. 아
이의 수면에 도움을 주기 위해선
저녁에 따뜻한 물로 목욕 후 쿠션
감이 좋은 매트 위에서 오일 또는
로션을 피부에 발라 마사지를 해
주면 아이가 잠을 잘 이루게 하는
데 도움을 줄 수 있다.

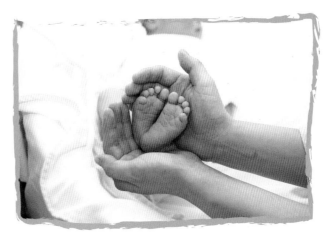

02 | 베이비 마사지, 언제부터 시작할까

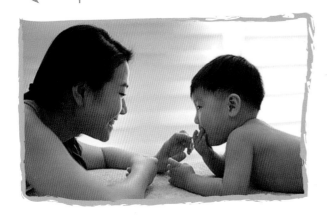

마사지는 본능이다. 태어나기 전
부터 이미 아이는 엄마·아빠를 통
해 마사지를 받았으며, 아이가 태
어나는 순간 엄마·아빠는 가슴에
아이를 안고 본능적으로 쓰다듬는
행동을 한다. 아이는 엄마·아빠의
숨소리와 함께 기분 좋은 쓰다듬

기를 경험하게 된다. 생후 2개월 이내는 따로 시간을 내어 마사지하기 보다는 아이를 안을 때,
수유 후 트림을 할 때, 목욕을 할 때, 목욕 후 로션을 바를 때 등 아이와 눈 맞춤을 하며 자연
스러운 터치로 생활 속에 마사지를 녹아 들게 한다. 베이비 마사지를 하고자 시간을 정하고 정해

143

진 시간 동안 마사지하려 하면 엄마, 아빠들은 많이 당황하고 버거워할 수 있다. 이러한 감정은 아이에게 그대로 전달될 수 있으니 가장 따뜻한 시간대를 선택하자. 아이와 엄마 · 아빠가 가장 편안하고 기분 좋은 시간에 마사지하는 것이 터치테라피의 시너지 효과를 나타낼 수 있다.

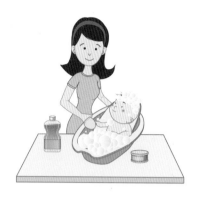

아이를 안아 재울 때 아이를 감싸 가슴에 바싹 안아 천천히 흔들어주거나 옆으로 눕히고 토닥토닥 두드리며 쓰다듬기를 한다. 목욕시킬 때 욕조에 따뜻한 물을 넣고 부드러운 수건을 사용해 둥글게 원을 그리며 닦아주면 아이는 긴장이 풀리고 편안한 느낌을 갖는다. 단, 마사지를 한다고 아이의 목욕시간이 길어지지 않도록 주의하고 목욕은 준비에서 완료까지 10분은 넘지 않는 것이 좋다. 특히, 밤에 잘 자지 않는 아이라면 저녁 공복시간에 목욕을 시킨다. 옷을 갈아 입히고 수유 후 토닥토닥 두드리며 노래를 불러주면 아이는 자야 할 시간을 학습하게 된다. 따뜻한 물과 쓰다듬기 마사지는 혈액순환을 도와준다. 마사지를 받는 아이는 스트레스 호르몬의 양이 줄어들고, 수면을 유도하는 멜라토닌의 분비는 아이의 수면 시간을 편안하게 해준다.

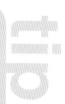

베이비마사지 하는데 좋은 시간이 따로 있나요?

생후 2개월 ~ 6개월의 아이에게 베이비마사지를 해줄 때는 특별히 시간을 정해서 해도 되지만, 시간을 지키려 고민하기 보다는 하루 중 제일 따뜻한 시간을 선택하거나, 잠자고 일어나 수유 후 소화가 이루어진 상태에서 마사지 하는 것이 좋다. 혹시라도 아이가 배고픔을 느끼는 시간대에 마사지를 하게 될 경우 아이는 불편함을 느끼고 마사지에 대한 안 좋은 기억을 가질 수 있다. 생후 6개월 이후의 아이는 하루 중 낮잠 자기 전, 아이와 놀이를 하는 중간시간, 날씨가 가장 따뜻한 시간대, 잠자기 전에 베이비마사지를 한다. 아이와 늘 함께 있지 못한 경우가 많은 만큼 아이와 눈 맞추고 교감할 수 있는 시간이 부족하다. 그럴수록 엄마아빠는 저녁시간 아이를 목욕시키고 잠들기 전 간단한 마사지로 엄마아빠와의 접촉, 향기, 체온을 느끼게 하여 편안함을 유지할 수 있도록 하는 것이 좋다.

03 베이비 마사지, 누가하면 좋을까

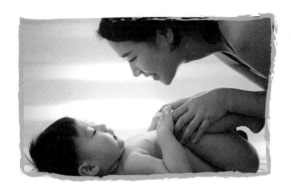

베이비마사지는 아이가 가장 친밀감 있고 편안하고 안락한 곳에서 하는 것이 효과적이다.
또한 베이비마사지는 전문가에게 요청하는 것이 아니라 아이와 가장 친밀감이 높은 가족들이 하는 것이 좋다. 베이비마사지는 엄마·아빠의 손동작이나 기분, 리듬을 통해 아이에게 사랑의 신호를 전달하고, 아이는 이러한 사랑과 관심을 쏟는 부모에게 키우는 기쁨을 선사하게 된다.

특히 베이비마사지는 아빠의 적극적인 참여가 필요하다. 아빠와의 터치 테라피를 통해 아이는 아빠의 손길을 본능적으로 느끼며 더욱 끈끈한 관계가 형성된다. 아이가 받은 사랑, 안정감은 편안하고 사랑스런 표정으로 아빠에게 보답할 것이다. 아이의 표정은 아이를 향한 아빠의 사랑을 더욱 커지게 함으로써 베이비마사지는 마사지 그 이상의 가치를 부여하게 된다.

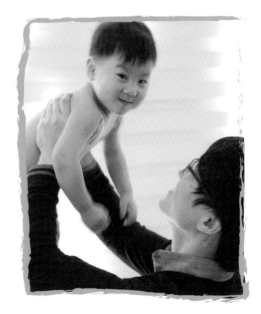

부록

04 │ 베이비 마사지, 무엇을 준비하면 될까

실내 온도

베이비마사지는 통풍이 잘되고 안락한 곳에서 한다. 실내 온도는 아이가 옷을 벗는다는 것을 생각하여 23~26℃ 정도를 유지하고 습도는 50~60%로 유지한다.

음악

음악을 틀어 아이의 기분을 좋게 하고 감각기능의 발달을 키워주자. 음악을 틀지 않더라고 엄마·아빠는 베이비마사지를 하며 아이와 대화를 하거나 노래를 불러주는 것이 좋다. 아이는 엄마·아빠가 내는 사랑의 소리를 기억하며 소리마다 주의를 기울이고 옹알이를 한다. 아이의 옹알이에 맞장구쳐주고 눈을 맞추며 부드럽게 쓰다듬어 주면 아이는 더 많은 소리를 내려고 한다. 마사지를 통한 리듬과 소리를 통한 감각 기능의 발달은 물론 자신감 넘치는 옹알이로 언어 기능 발달에도 도움을 줄 수 있다. 그러나 음악이 모든 아이에게 도움이 되는 것이 아니다. 베이비마사지 시간을 활용하여 엄마, 아빠가 노래를 불러주거나 아이와 대화를 하면서 마사지하는 것이 효과적일 수 있다.

향

아로마 램프로 향을 내고, 아로마 에센셜 오일 2~3방울 정도를 사용한다. 향은 너무 자극적이지 않은 향으로 엄마가 좋아하는 향을 사용하는 것이 좋다.

화장품

내 아이만큼은 가장 예쁜 옷을 입히고 몸에 좋은 음식을 먹이고 싶은 것이 엄마·아빠의 당연한 마음일 것이다. 그만큼 우리 아이의 첫 화장품이 많이 신경 쓰일 텐데 아이는 자극이 적은 식물성 화장품, 베이비 전용 화장품을 사용하는 것이 좋다.

베이비마사지 준비

1. 쿠션감 있는 매트를 깔고 큰 수건을 위에 덮어 포근한 상태를 만든다.

샤워가운을 입히고 마사지할 부위만 조금씩 젖히면서 해도 좋다.

2. 마사지 오일을 준비한다.

마사지 오일을 아로마 램프를 사용하여 따뜻하게 데워서 사용하는 것도 좋다. 만약 실내 온도가 따뜻하지 않다고 생각되면 화장품을 사용하지 않고 옷을 입은 상태에서 부드럽게 쓰다듬고 스트레칭을 하는 것만으로도 충분히 아이와 교감을 나눌 수 있다.

3. 손톱은 짧게, 액세서리는 뺀 후, 손을 따뜻한 물로 닦고 청결을 위해 70% 알코올로 소독 한다.

4. 마사지를 할 때 아이와의 눈을 맞추고 부드러운 미소를 지으면 아이는 더욱 편안해 한다.

5. 마사지는 발과 다리, 복부와 가슴, 팔과 손, 등 그리고 얼굴로 마무리 한다.

꼭 한 번에 전신 마사지를 하지 않아도 된다. 엄마와 아이의 컨디션을 고려하여 부분 마사지를 하거나 매일 부위를 돌아가면서 마사지해도 좋다.

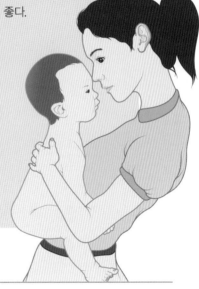

부록

알아두면 도움되는 베이비마사지

1. 아이가 배고플 때나 하기 싫어할 때는 억지로 하지 않는다.
2. 피부 트러블, 염증, 상처가 있을 때는 하지 않는다.
3. 아이가 열이 날 경우 하지 않는다.
4. 예방접종을 하였다면 48시간이 지난 후 한다.
5. 아이의 건강상태가 좋지 않다면 의사와 상담하여 동의를 얻은 후 한다.
6. 강하게 누르는 마사지보다는 부드럽게 어루만져주는 마사지가 좋다.
7. 엄마 · 아빠가 행복해야 행복한 터치가 아이에게 전달된다.

우리아이를 위한 위생건강

1. 아이가 사용하는 생활용품의 유통기한 확인은 필수

우리가 사용하는 기저귀, 젖병, 베이비용 화장품 등 생활용품에는 사용기한이 정해져있고 제품에 기간이 표기가 되어있다. 우리 아이가 사용하는 생활용품 사용기한을 확인하기 위해서 용기의 바닥 또는 하단부분에 표기되어 있으니 꼼꼼히 살펴 건강하게 키우자

사용기한	1개월	3개월	6개월	1년
아이 생활용품	칫솔 개봉한 분유 개봉한 시럽 및 가루약	개봉한 기저귀 실리콘 젖꼭지	개봉한 베이비화장품 개봉한 물티슈 젖병	플라스틱 식기 플라스틱 장난감

2. 생활용품 위생 소독하기

생활용품의 유통기한은 물론 우리 아이가 손으로 잡아 물고 뜯는 젖꼭지, 젖병, 장난감 그리고 놀이기구, 식기 등은 항상 청결하게 유지되어야 한다. 위생 청결을 위해서 안전한 성분으로 만들어진 살균 및 탈취기능이 있는 제품을 간편하게 사용하거나 끓인 물에 식초를 2~3방울 사용하여 스프레이 용기에 넣어 사용해도 좋다.

아이 위생건강으로 사용하는 제품은 화학성분이 들어있지 않은 무색, 무취의 저자극, 안전성이 입증된 제품을 사용할 것을 권한다.

3. 위생건강의 기본은 손 씻기

위생건강에 무엇보다 기본은 아이의 손을 자주 씻겨주고 엄마 역시 손을 깨끗이 씻은 후 아이와 아이에게 사용되는 놀이도구, 식기 등을 만질 수 있도록 위생습관을 만들어보자.

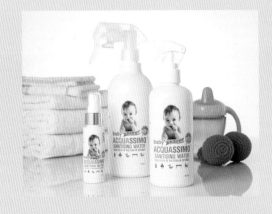

05 | 베이비 마사지, 엄마 · 아빠가 함께 해야하나

베이비마사지는 엄마와 아빠가 함께 하는 게 좋다. 아기와의 교감은 엄마뿐 아니라 아빠와의 교감도 중요하기 때문이다. 마사지를 하면서 피부에서 피부로 전해지는 교감은 아기의 정서발 달과 지능발달에도 중요하다. 엄마가 하는 마사지와 다르게 아빠가 해주는 마사지는 힘의 교감 이 세기 때문에 또 다른 유쾌한 자극이 된다.

베이비 발 & 다리 마사지

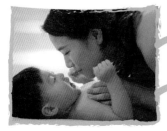

아이 옷을 벗긴 후 포근히 안아주어 몸이 편안해질 수 있게 한 다음 매트 위에 눕힌다. 아이가 눕기 싫어하면 억지로 눕히지 말고 아이를 안은 상 태에서 마사지하면서 조금씩 적응시 킨다.

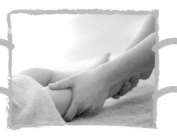

1. 오일 또는 크림을 소량 손에 덜어 마찰열에 의해 따뜻하게 해준다. 한 손으로 발목을 잡고 다른 한손을 발 목에서 허벅지까지 미끄러지듯이 쓰 다듬는다.

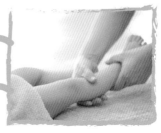

2. 손바닥을 다리에 밀착하여 발목에 서 허벅지까지 리드미컬하게 쓸어 올 린다.

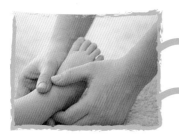

3. 발목과 발등을 양손가락으로 번갈 아가며 원을 그린다.

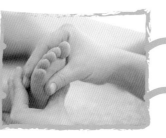

4. 발바닥을 양손가락으로 번갈아가 며 밀어주기

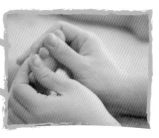

5. 손가락으로 발가락 하나하나를 발 가락 끝 방향으로 쓸어 올린다.

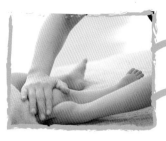

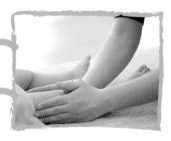

6. 양손으로 다리를 감싸 허벅지부터 발목까지 흔들어준다.

7. 양손으로 다리의 측면을 감싸 허벅지에서 발목까지 흔들어준다.

스트레칭

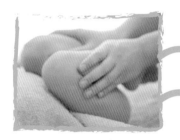

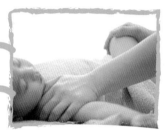

1. 무릎을 접어 손으로 감싸고 부드럽게 스트레칭한다.

2. 한손은 어깨, 한손은 무릎의 바깥쪽을 잡아 허리를 트위스트한다.

베이이 복부 & 가슴 마사지

베이비 복부마사지는 장의 연동 운동을 도와 소화기능을 돕고, 배변활동을 원활하게 한다.

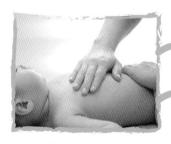

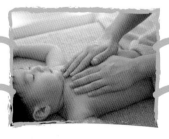

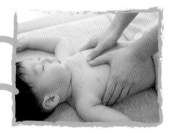

1. 손바닥을 배에 붙이고 시계방향으로 쓰다듬는다.

2. 배와 가슴을 연결하여 손바닥으로 원을 그린다.

3. 양 손바닥을 밀착하여 가슴 중앙에서 바깥쪽으로 문지른다.

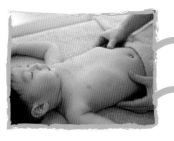

4. 복부 다이아몬드 쓰다듬기

5. 손바닥으로 복부를 가볍게 흔든다.

베이비 손 & 팔 마사지

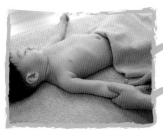

1. 한 손은 아이 손목을 잡고 다른 손
으로 손목부터 어깨까지 쓰다듬는다.

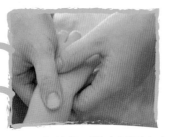

2. 손목을 엄지를 사용하여 번갈아 가
며 원을 그린다.

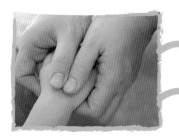

3. 양손의 손등과 손바닥을 번갈아 가며 문지른다.

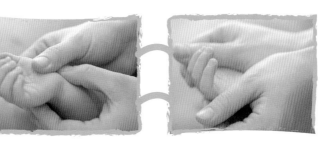

4. 손가락을 감싸 손가락 끝까지 펴
주듯이 문지른다.

부록

151

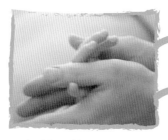

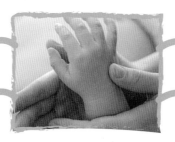

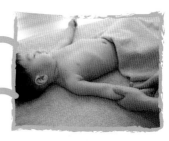

5. 팔 전체를 양손으로 교차하며 튕겨준다.

6. 팔 전체를 양손으로 교차하며 흔들어준다.

7. 손바닥으로 팔을 감싸 쓰다듬는다.

베이비 등 마사지

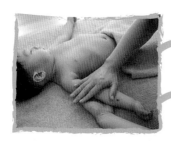

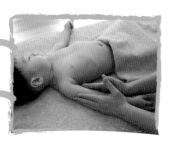

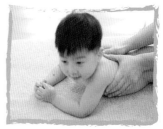

8. 한 팔을 양손으로 감싸 좌·우로 흔든다.

9. 팔 측면을 양손으로 감싸 겨드랑이에서 손목까지 흔들어준다.

1. 등 전체를 양손바닥으로 부드럽고 리드미컬하게 원을 그린다.

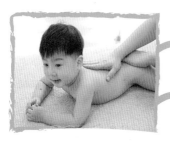

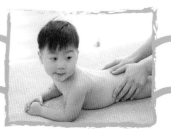

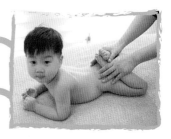

2. 손바닥으로 척추 라인을 따라 위에서 아래 방향으로 쓰다듬는다.

3. 등 전체를 늑골 라인을 따라 안쪽에서 바깥쪽으로 엄지 쓰다듬는다.

4. 이다리의 앞쪽을 스트레칭하기 위해 무릎을 접고 엉덩이 쪽으로 발목을 밀어준다.

베이비 얼굴 마사지

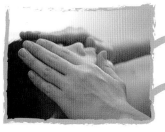

1. 이마를 네 손가락으로 안쪽에서 바깥쪽으로 부드럽게 쓰다듬는다.

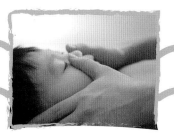

2. 눈썹과 눈 밑을 엄지로 쓰다듬는다.

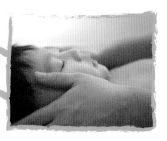

3. 엄지로 관자놀이 부분을 원을 그리며 문지른다.

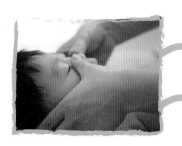

4. 코 옆을 엄지로 쓰다듬는다.

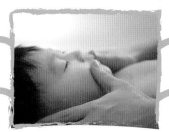

5. 볼을 엄지로 쓰다듬는다.

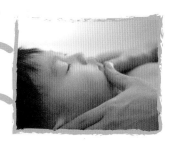

6. 턱을 엄지로 쓰다듬는다.

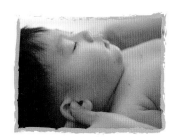

7. 귀 전체를 엄지와 검지를 사용하여 둥글게 원 그리기 후 부드럽게 안쪽에서 바깥쪽으로 쓰다듬는다.

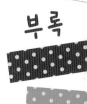

부록

베이비 마사지
순서 한눈에 보기

베이비 마사지 순서 한눈에 보기
(베이비 발 & 다리 마사지)

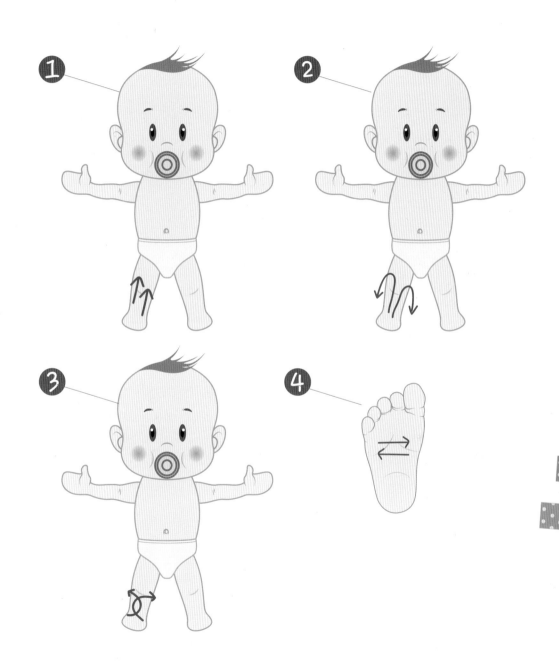

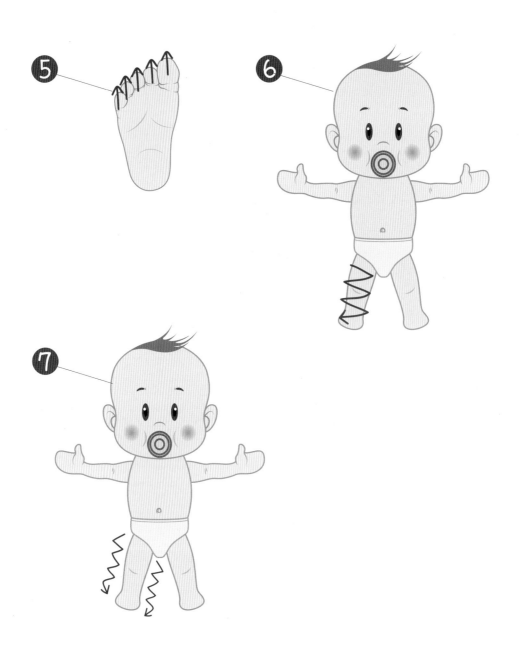

베이비 마사지 순서 한눈에 보기
(베이비 손 & 팔 마사지)

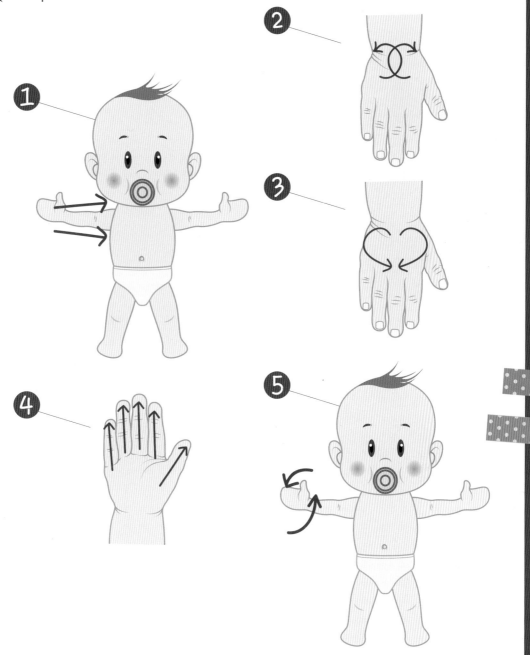

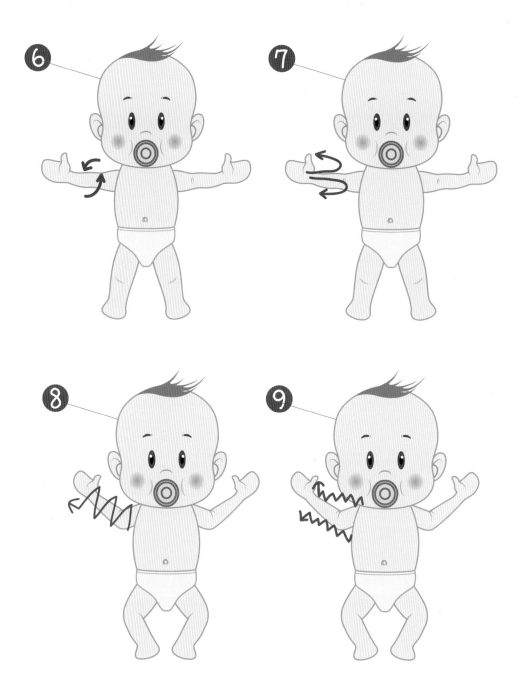

베이비 마사지 순서 한눈에 보기
(베이비 얼굴 마사지)

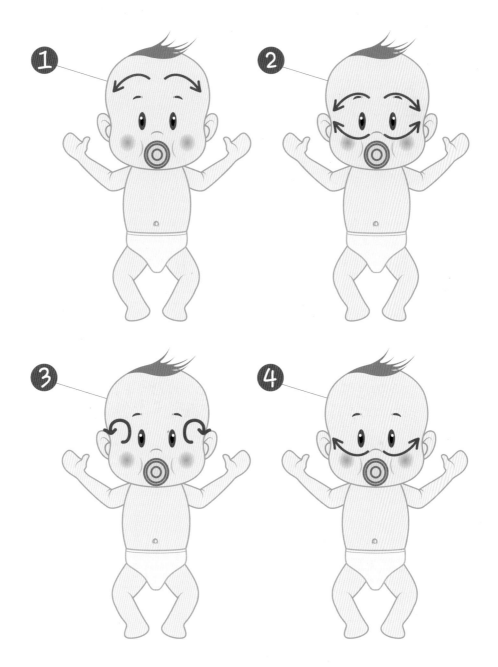

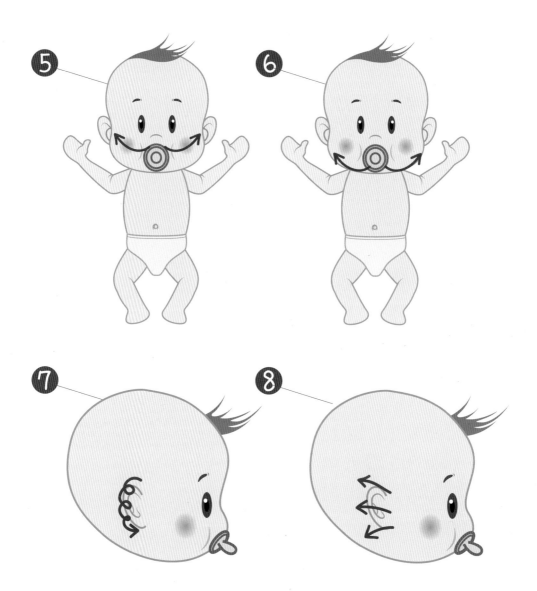

베이비 마사지 순서 한눈에 보기
(베이비 복부 & 가슴 마사지)

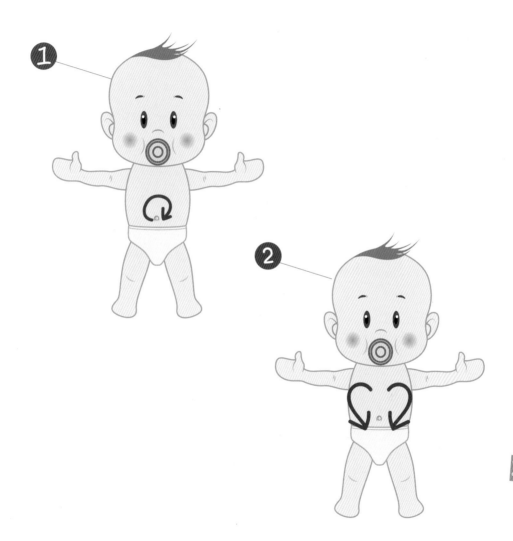

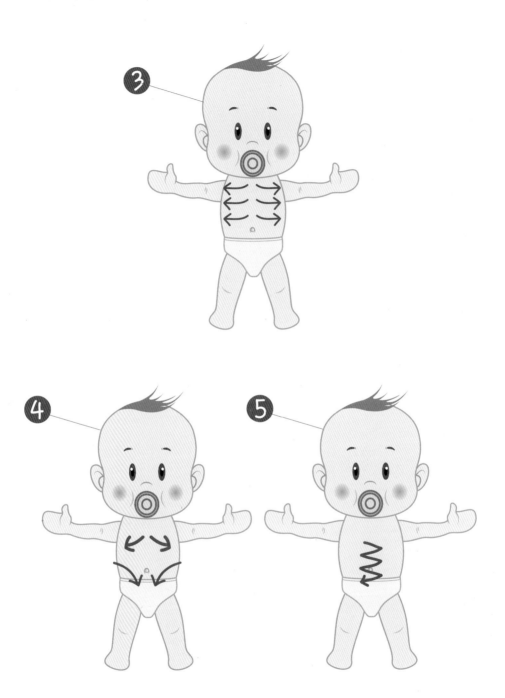

베이비 마사지 순서 한눈에 보기
(베이비 등 마사지)

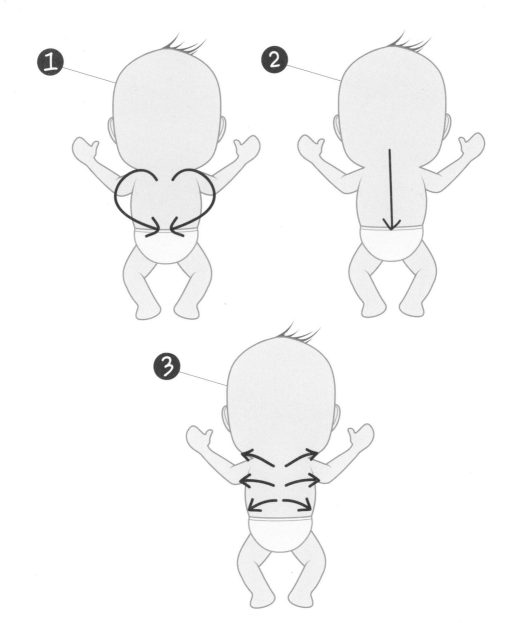

협/찬

ACQUASSIMO®   http://www.acquassimo.co.kr/ 031-466-2466
SPACLASSIC   http://www.spaclassic.co.kr
THE FIRST CLASS SPA AND HEALING
알롱제 실용전문학교   http://www.allonge-m.com

스/튜/디/오

이정환 http://blog.naver.com/obvan